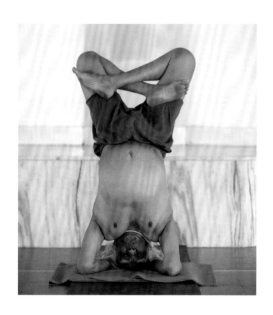

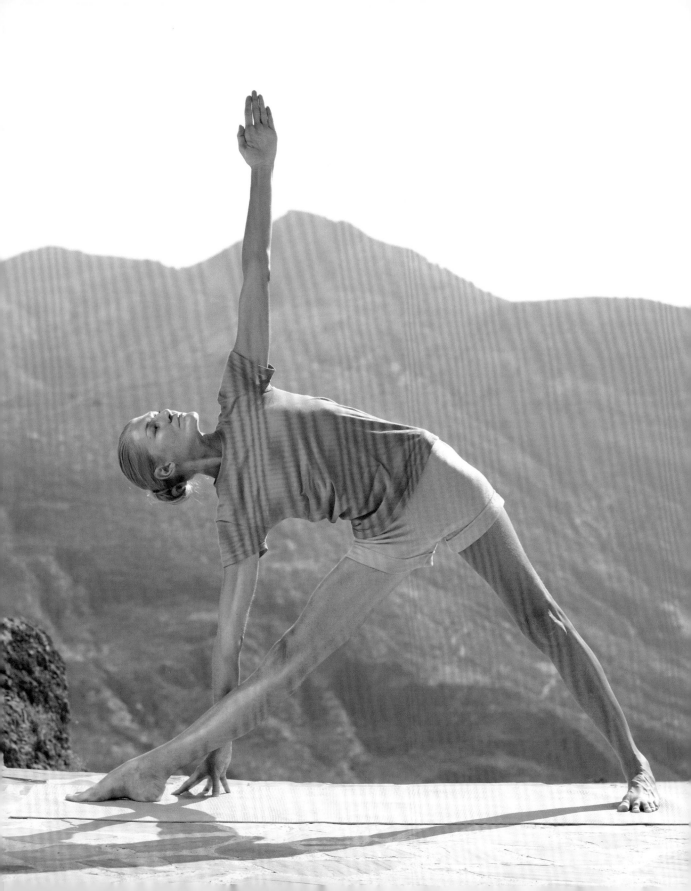

B.K.S. IYENGAR
艾扬格瑜伽
精进习练指南

B.K.S. 艾扬格 著

田燕（综述和问答部分）
潘雨（体式部分） 译

王冬 金焰 审译

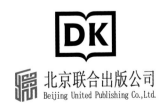

DK

北京联合出版公司
Beijing United Publishing Co.,Ltd.

特别致谢

特别感谢普拉尚特·S.艾扬格（Prashant S.Iyengar）的爱和慷慨，他对本书一些学术重点给予了详细而耐心的指导与澄清。

特别申明

本书不适用于初学者。最好跟随正确受训并经验丰富的艾扬格瑜伽老师学习体式和呼吸控制法，并且听从老师的建议按序列练习。当进行体式时，不要憋气，自始至终都应当正常地呼吸，粗重或不稳定的呼吸代表着紧张。书中标明的时间安排仅作为指导。只要你感到紧张或在保持体式时出现问题，就从体式中还原。

目录

瑜伽的生活方式

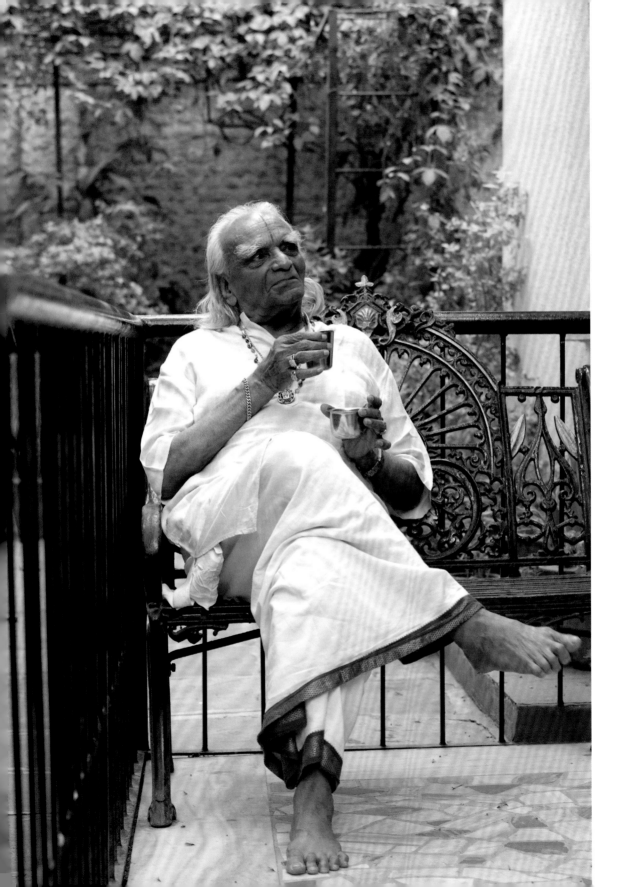

序言

　　本书摘录了我的《八瓣瑜伽之花环》(*Aṣṭadaḷa Yogamālā*) 八卷本中的珍品，为那些以瑜伽方式来爱与生活的人带来瑜伽的知识和体验性的智慧。瑜伽偶然降临于我，很快被我接受，成为我的人生选择。日复一日的练习让我吸收和保持每个体式、每次呼吸所带来的微妙转化。我在每个体式中练习再练习，调整再调整，去经验空的状态 (zenith)——一种毫无间断的专注与觉知之流的纯一状态。

　　我们生而具有求知欲，它使我们上下求索，希冀带着荣耀与尊严度过这天赐的一生。尽管最初我分别利用身与心练习体式和呼吸控制，但之后我开始连接这些不同的动作，以整合粗钝体的每个部分与能量的流动，使之一致。透过精微的内在身体，智性密集地朝着因果体向内渗透，唤醒沉睡的意识，延伸并碰触灵魂的边缘——皮肤的内层。就这样，瑜伽利用身体这一"容器"去接触灵魂这个"内容"。为了让灵魂在每一细胞内部"敲响它的铃声"，我必须长时间地保持在每个体式中。尽管我明显地浸入到了体式和呼吸控制中，但我知道在我内心的深处，瑜伽的其他"花瓣"也隐约其中，徐徐绽放。

　　身体是有限和易朽的，灵魂却是无限而永恒的。我通过运用自然的五大元素与它们的基础，即地、水、火、风、空伴随嗅、味、形、触、声，让灵魂融合它的边缘——身体。如此均匀地平衡，身体便圣洁地与神圣的灵魂融合为神圣的一体。

B.K.S. Iyengar

于印度浦那

2008年12月28日

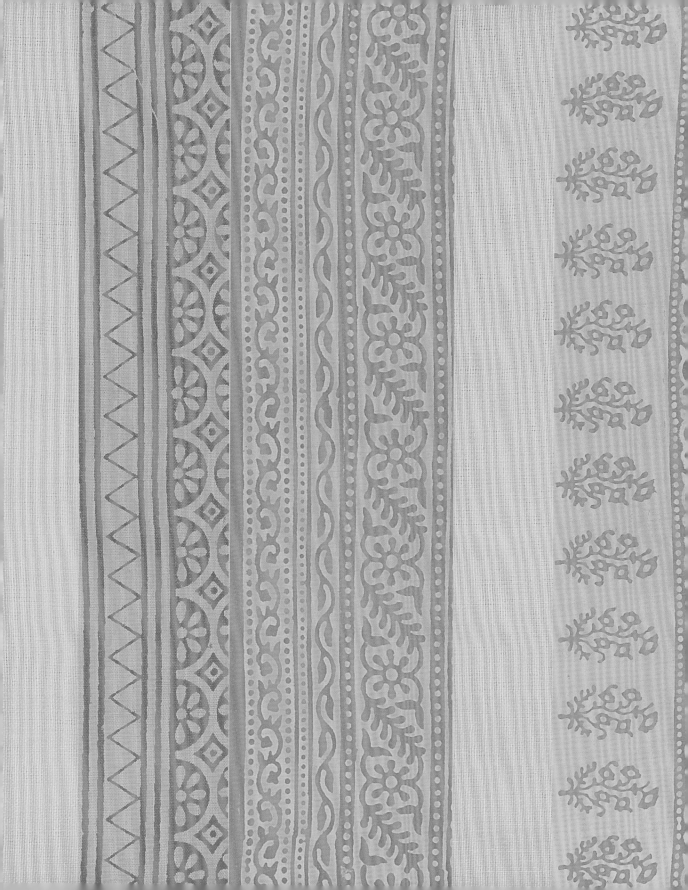

回顾我的一生

"我对瑜伽的兴趣并非来自我对瑜伽的
爱，而是为了挣得我的生计。"

瑜伽如何转化了我

"瑜伽的训练提升了我的品性，让我从自觉低人一等转为自信、
笃行、坚强、诚实、头脑清晰、心地纯良……如今，随着我和众多学生
一起传递瑜伽的信息，为全世界数以百万的人带来身体的健康、心理的
平衡、智力的清明和精神的安慰，我也成了这地球上最自豪的人。"

1918年，我出生在印度卡纳塔克邦科拉尔区，一个叫作贝勒（Bellur）的村庄，
当时正值全球传染性流感肆虐。我确切的出生日期是1918年12月14日，周六凌晨
3点……当时我母亲也被流行性感冒所击倒，所以我存活的希望很小，然而神的保
佑使我们母子都得以幸免。不过我一生出来就是病恹恹的，细胳膊细腿，头重肚子
大。我的外表并不讨人欢喜，羸弱的身体更是让我绝望。

忧伤和痛苦总是如影相随，我的健康状况每况愈下，疟疾、伤寒等疾病经常性
地发作，医生还怀疑我有肺结核，这一切似乎让我走到了鬼门关。我成了我自己和
兄弟姐妹的累赘。在我快满9岁时，我的父亲咽下了最后一口气，他的离去给家里带
来了难以弥补的损失，而且，家里再也没人能教我如何恢复健康了。我不得不花更
多的时间卧床休息而不是去学校，我的学业也因此耽搁了。

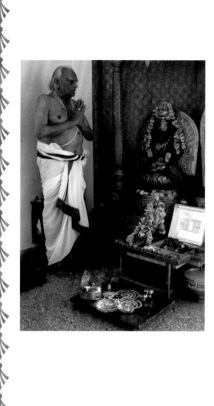

→　→　→
命运的召唤。在梦中，B.K.S.艾扬格的
家庭之神文卡提诗瓦拉告诉了艾扬格
他的天职。他每日都在家中的神龛前
感谢神。

　　我人生的转折点出现在1934年3月。我的古儒
（Guru，导师）室利·T. 克里希那玛查雅（Shri
T.Krishnamacharya），娶了我的大姐，成了我
的姐夫。婚前，他居住在瓦拉纳西（Varanasi）
学习各种经典哲学。从那儿他去了尼泊尔并在
伟大上师室利·拉玛莫汉纳·布拉玛查理（Shri
Ramamohana　Bramachari）的门下学习瑜伽。
上师是已婚的人。姐夫回来后，在各地参加瑜伽
研讨会。迈索尔的王公听说了我的古儒，就在迈
索尔的Jaganmohan宫开设并资助了一所瑜伽学
校。他委派我的古儒在那里授课……1934年，马
哈拉加（Maharaja）王公派我的古儒带着他的
学生拜访罗那乌拉（Lonavla）的凯瓦利亚达玛
（Kaivalyadhāma）和现在的孟买。他在去孟买
的路上途经班加罗尔（Bangalore）时停下了行
程。那时我正在过暑假，他问我能否去迈索尔陪
我姐姐直到他回来。听说迈索尔城有众多的宫殿
和茂盛的花园，而我从没去过，便开心地应承下
来。他给了我去迈索尔的旅费……为了改善我的
健康状况，他开始教我瑜伽。多年卧床使得我身
体非常僵硬，以至于难以弯腰，伸臂也不过膝。
因为我的姐夫在我的心里种下了瑜伽的种子，我
开始尊称他为古儒吉（Gurugī，对导师的尊称）。

尽管我努力刻苦地练习瑜伽，但我的身体却没有反应，因此我并不确定瑜伽能给我带来任何改善。我和古儒吉同住了两年。一开始，他对教我并未显示出多大兴趣，可能是因为我虚弱的身体状况。一年后的一天，当时跟随他学习的一位年轻但已到高阶的学生不辞而别，并且一去不回。这以后古儒吉的注意力才开始转向了我。他让我每天练习瑜伽，早晚如此。同时他还变得异常严厉，令我心生恐惧。于是，我不得不按他的要求做瑜伽。每天从家走到学校，从学校走回家，再从家走到瑜伽室，从瑜伽室回家。艰苦的瑜伽练习，加上还要做家庭作业，造成了我各种各样严重的疼痛，这为我虚弱的体质又增添了疲惫。体力的耗竭影响了我的思维，完成学业也变得相当困难。每当坐下开始做家庭作业时，我都能睡着。虽然我在练习瑜伽，古儒吉却从未向我解释任何瑜伽的原理或精微之处。当时的情形迫使我不得不按照古儒吉的指令去做……1936年，迈索尔的马哈拉加王公派我的古儒吉和包括我在内的一些学生去当时孟买管辖区的卡纳塔卡（Karnataka）作讲演和演示。不少人包括一些女性都想学习瑜伽，并且请求古儒吉为她们开设课程。

当时，女性羞于练习瑜伽，也不习惯站在成年和老年男性面前。因为我是我们当中最年轻的一员，古儒吉就让我为这些女性授课，而且她们也乐于接受我当她们的老师。那时在我心里埋下的教授瑜伽之种子，如今已长成一棵参天大树，并在世界六大板块开枝散叶，让瑜伽日日常青，苗壮成长，经久不衰。

1937年，浦那德干吉姆卡纳俱乐部请我的古儒吉委派一名老师去教6个月的瑜伽。因为我懂一点儿英语，古儒吉想到了我并差我前往。为了早日摆脱内心的恐惧，我接受了这项任务。之后，我见到了俱乐部的成员，他们让我在各个高校、学校和体育中心授课。以我当时的年龄，这可谓责任重大。来上课的人们都比我年长、比我高大，举止也更有修养。对于我这个还没完成学校教育的人来讲，进入高校校园教授瑜伽是一件极其快乐的事。我那时体重也就32千克，胸围仅有56厘米，即使吸气也只能增大1厘米的样子。

因此，我首先面对的羞辱是——当高校的学生看到我的体形时，他们刻薄地挖苦笑话我。具有讽刺意味的是，他们的行为反而让我大胆地直面他们并接受挑战。我的第二个劣势是语言，我的英语不熟母语也不佳，更不用说当地的马拉地语了。第三个劣势是我既没有理论知识，也没有实际经验。我没有任何资质，却不得不自称瑜伽老师。我面临的选择是要么从书本获取间接知识，要么积极练习，力图通过主观体验得到第一手信息。我选择了后者，开始一天练习10个小时，以精通从我的古儒吉那里学到的皮毛……严苛的练习让我的身体、我的神经、我的心神，甚至我自己陷入了痛苦。我在两个极端之间摆荡，要么身体拒绝合作，要么内心不愿承受那些痛苦。就这样，我的身心动荡着。我元气大伤，精神倦怠也接踵而至。如果我不做尝试，内在自我就无法安宁；如果我做尝试，失败又带来沮丧。精疲力竭常常会让我几近崩溃。我无法舒适地进食或喝水；由于疼痛，我几乎无法入眠；而失败使我的身心躁动不安，甚至放松自己也成了问题。虽然我持续练习瑜伽多年，沮丧和怀疑还是会折磨我，除非努力再努力，不然我的心无法安宁。每天都是严峻的考验，然而神的慈悲驱使我在每次的失败后再多尝试一回。因为没人指导，我犯了无数的错误，但我从观察自己的错误中获得了辨别力……慢慢地，我开始感觉到自己的身体变得越来越有力量，我焦躁不安的心也逐渐安稳下来。尽管我从1934年就开始练习瑜伽，可直到1946年我内心对瑜伽特有的兴趣才被唤起。

我曾做过一个梦，在梦中我见到了神。我们的家庭之神文卡提诗瓦拉（通常也被称为巴拉吉，Bālāji）在梦中对我微笑并祝福我。神谕示我，我此生唯一的天职就是练习和教授瑜伽。神用一只手祝福我，另一只手给我一些米粒。仁慈的神告诉我，从现在起我不应当再担心我肉体的存续。这个梦给了我希望，让我继续坚持练习。同天晚上，我的妻子也梦见了拉克希米（Devi Lakṣmi），神给了她一枚硬币，说是归还很久很久以前我借给她的钱。就在第二天，学生们呼吁请我授课，并从那时起，我的"幸运星"就一直处于上升之势，神的恩惠也不断降临于我。

选自"瑜伽如何转化了我"，《八瓣瑜伽之花环》第1卷，第15~20页。

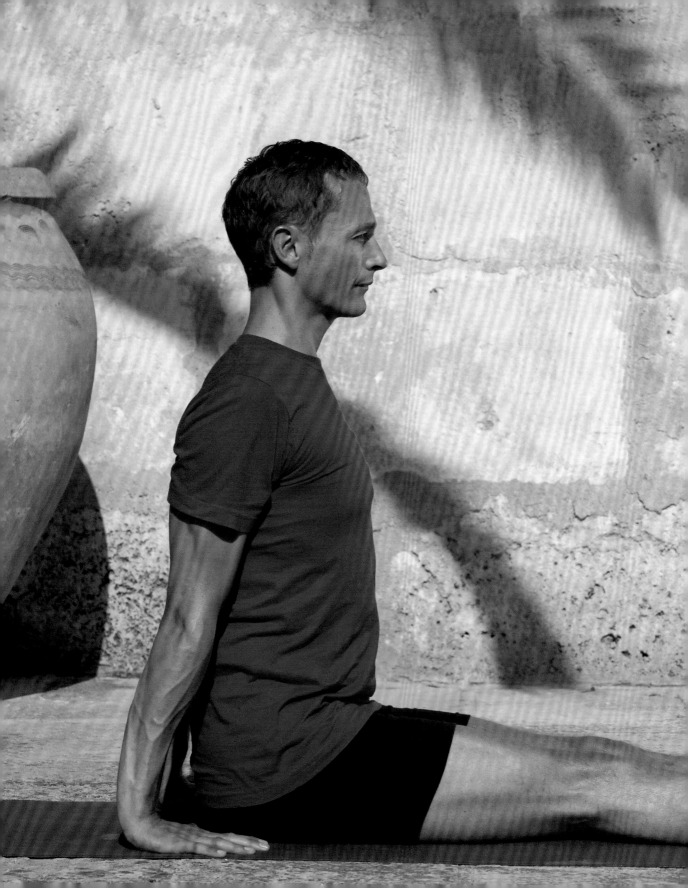

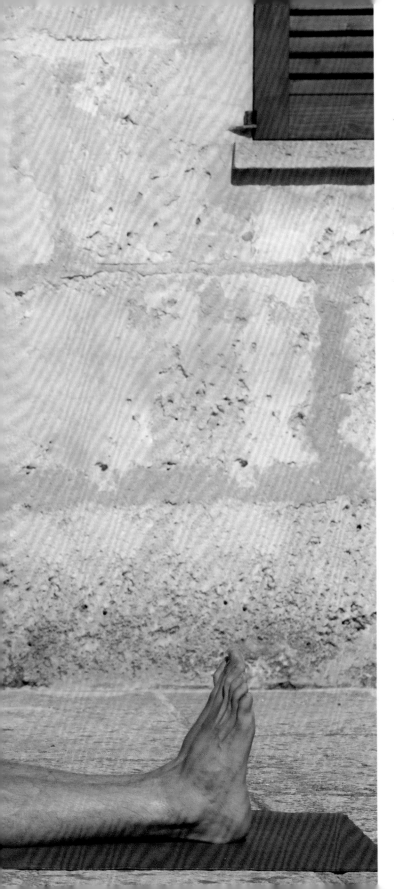

手杖式 Dandasana

"早年我做所有后弯体式根本不可能像我的古儒吉那样坐直。如果要坐直，我的脊柱就会向后弯曲，我没有力气保持。自然地，如果没有拮抗力的话我就不能坐直……换作其他人可能已经放弃了，我却从未放弃。"

坐立，双腿向前伸直，双脚并拢。大腿后侧和膝部向下。延展足跟并向下压，同时脚趾向上伸展。双掌置于臀部两侧向下压，指尖朝前。双肩向后和向下转，伸直手臂，脊柱上提。上提腹部和肋骨下部，背部脊柱向内收，然后上提并打开胸廓。眼睛看向前方，头部后侧与骶骨对齐。保持20秒，然后放松。

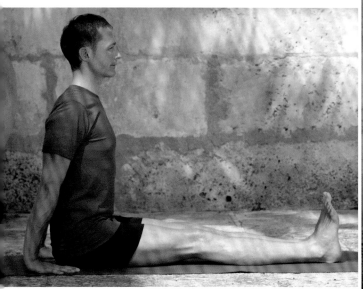

1 以手杖式坐立（见第14~15页），准备
开始第二步时，左腿不动。

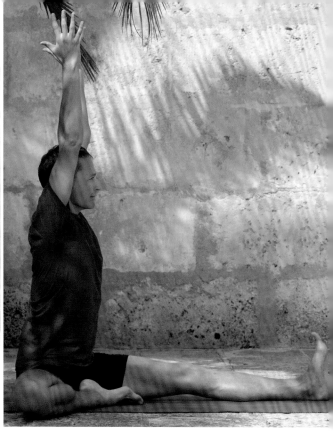

2 弯曲右腿，将右侧的脚掌心抵住左大腿根
部。下压并外展右膝，手臂向上伸展过头
部，掌心相对。

头碰膝式 Janu Sirsasana

　　"我做了太多的后弯体式……有一天我决心做一些前曲体式，比如
头碰膝式——在这个体式上我甚至连几分钟都保持不了。以前我做前曲
体式时，我的脊柱和背部肌肉就会很酸痛，真是不能忍受，就好像有人
正在用大铁锤锤我的后背一样。之后我认定，如果我能做后弯体式，那
么我也该学着做前曲体式。从那以后，我会花一整天在前曲体式上，我
的学生也照做不误。"

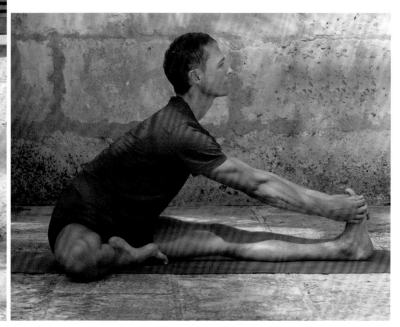

3 呼气，从髋关节向前延展，双手朝向左脚伸展并握住它，保持这条腿完全伸展。

4 进一步向前延展胸骨，将前额、鼻子、嘴唇和下巴带向左腿。在这里保持30~60秒。吸气回到手杖式，在右侧重复这个体式，以手杖式结束。

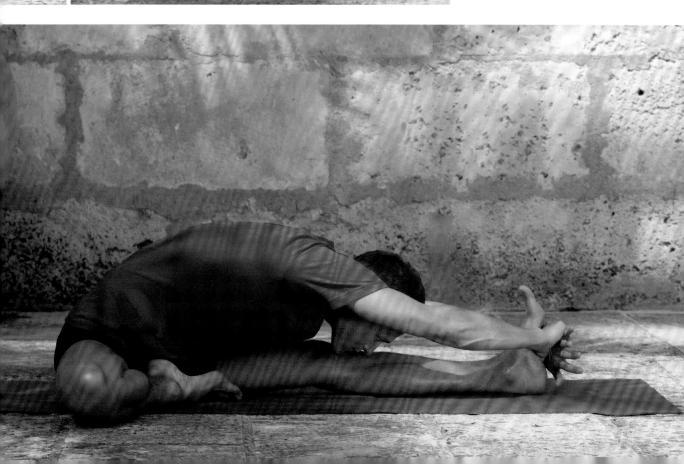

"古儒吉播下了瑜伽的种子，但它花了很长的时间去成长。如今，它像一棵巨树般枝繁叶茂。它已经征服了世界。"

我的古儒吉

"我曾什么也不是，是古儒吉造就了我，使我成为英雄。我曾在人生的最低点一步一步地攀登瑜伽之树。也许是古儒吉鹰一般锐利的眼睛让我反复思考。间接地，他教我如何做到全然觉知。今天，我为曾侍奉过古儒吉，打心眼里感到快乐和满足。侍奉古儒有三种方式：一是从身体层面侍奉，二是从经济上，三是把从他那里获取的知识传递出去。我在这三种方式上都侍奉了我的古儒吉。"

古儒吉天赋异禀，智慧高超，身体强壮，记忆力惊人。我确信假如他参赛，一定会赢得"宇宙先生"的头衔。他天生就具有健美的体魄、匀称的肌肉，彰显着极大的力量和活力。

他同时也是阿育吠陀大师。他经常在家制作阿育吠陀医药和草药油，比如林亚木斯（lehyams，一种稠膏状的药草）以及特拉姆（tailam），这些药油对他的病人非常有疗效。但是他从不透露调配和制作这些药油的任何线索。

除了精通音乐，他还会用维纳（veenā，乐器）弹奏卡纳塔克（Karnatak）的古典音乐。古儒吉的厨艺极佳……我常常称他烹制的食物为玛度帕卡姆（Madhupākam），就像蜜糖那么甜美。他还是一流的园艺家，他在迈索尔的房子里种植鲜花和蔬菜。不管他播下什么种子，经由他"神奇的魔法"，植物都长得非常茂盛……他做任何工作都很精准，无论烹饪还是木刻，无论唱诵吠陀的圣诗还是弹奏维纳。对于精准，他不能容忍任何妥协或懈怠。他也同样要求我们所有人。他的心境和状态很难被理解并往往难以预测，因此在他面前，我们总是很警醒。他就像一位伟大的禅师在诠释教授的艺术……

你们可能不知道，婚后他曾在卡纳塔卡哈桑区（Hasan）的咖啡种植园得到一份工作。他经常有着不同的打扮，穿着短裤和短袖衬衫、袜子和鞋子，头上戴着帽子，手里拿着棍子。看到一个如此穿着打扮的人，很难想象他曾学习过沙德哲学（Ṣad-darṣanas，印度六大哲学思想之原文）……

1931年，他辞去了种植园的工作，转而讲授哲学。迈索尔的一位律师室利·晒沙查尔邀请他在迈索尔市政大厅作《奥义书》的相关演讲。这次讲演成为他生命的转折点。在这位短裤、短袖衬衫、帽子、鞋袜打扮的人身上，学者的潜质被发掘了出来。他关于吠陀、《奥义书》和瑜伽的讲述，吸引了迈索尔的社会名流。关于这位学者以及他博学论辩的新闻传到了当时迈索尔马哈拉加王公（也就是Shri Krishnaraja Wadiar四世殿下）的耳朵里。王公被他的学识和人格所吸引，便拜他为师，学习经文和瑜伽……还授予他阿斯塔纳·维德宛（Āsthana Vidwān，超级教授）——王宫的知识分子的称号。从一个种植园工人，古儒吉一跃成为阿斯塔纳·维德宛王宫的知识分子和瑜伽修行者。

选自"我的古儒吉——室利门·T.克里希那玛查雅（Shriman T.Krishnamacharya）"，
《八瓣瑜伽之花环》第1卷，第51~61页。

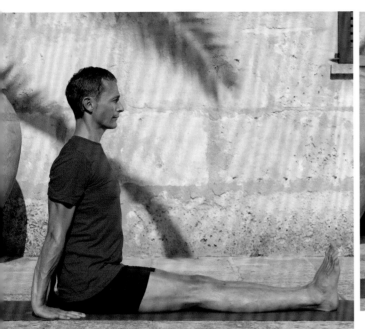

1 以手杖式坐立（见第 14~15页）。

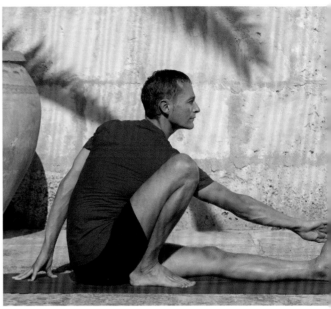

2 弯曲右膝，脚跟与右侧臀部在一条直线上，脚趾尖朝前。伸展右肩向前直到腋窝碰触到弯曲的膝盖内侧。右臂向前延伸。

圣哲玛里奇第一式 Marichyasana I

　　"如果习练者调整向前、向后和向两侧躯干与存在的核心（the core of the being）至相等的距离，沿着脊柱肌肉、肩胛骨、手臂肌肉、手腕与腿的抓力都有平行的调整，我会认为他接近了无限冥想，即身体所有部分都平等地拥抱神圣灵魂，直接朝向神圣灵魂，好像身体每一个部分都完全地融入核心里。"

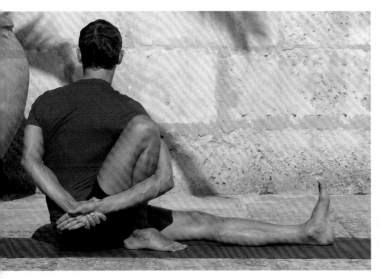

3 呼气，右手臂环绕弯曲的胫骨和大腿，然后绕到背后接近腰部。左臂放在腰部的后侧，同时左手握住右手腕，或者反之亦然，手掌朝外。保持弯曲的腿与地板垂直。

4 转躯干朝前。呼气，背部下凹，将下巴带回左腿胫骨，尝试着放松额头。在这里保持20~30秒，吸气，抬起身体，双手放松，伸直右腿回到手杖式。在另一侧重复这个体式，以手杖式结束。

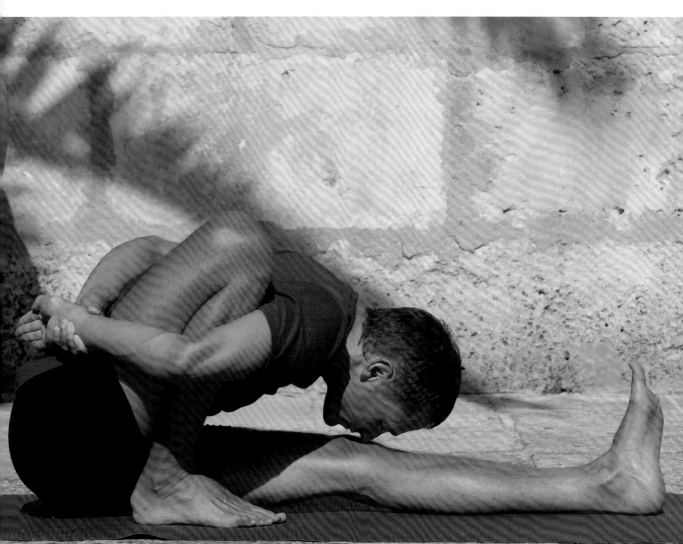

"只要她有时间，她不仅自己练习瑜伽，还会帮助我。在不同的体式中，她总是随时准备好协助和调整，以便我能够掌握它们。"

我的瑜伽之光

"我的妻子，拉玛（Ramaa），出生于1927年11月2日，距班加罗尔20千米的阿尼卡……我们在1943年7月9日结婚，那时拉玛16岁，我24岁。结婚4个月后，也就是1943年11月，我们开始在浦那生活。当时我得到了一份为期6个月的合约，在佩儒盖特（Perugate）的巴乌学校教女学生瑜伽。她来浦那时，所有的只是我在婚礼上给她戴上的结婚项链——曼嘎拉项链，除此再无他物。而我更是一无所有，不能让她过上那种轻松惬意的生活……"

每天清晨，我都会早起做练习。拉玛也和我一同早起，她准备咖啡，那是我俩唯一的营养品。尽管她并不知道"瑜伽"这个词，但她总是饶有兴致地观察我的练习，且从不打扰我。因为太年轻，她并不明白何为瑜伽。她从未鼓起勇气询问我所学、所教的瑜伽到底是什么意思。然而随着时间的推移，她明确表示出跟我练习瑜伽这门艺术的强烈兴趣。我开始每天一边自己练习一边教她。于是，她不仅成了我的学生，也成为我专业上的伙伴。随着她练习的进步，我开始教她如何协助我进一步完善自己的方法。没想到这一切不仅帮助我发掘出了自己的瑜伽潜能，我教她如何协助我练习时所给予她的指示和引导，也使她成为一位很好的瑜伽老师，使她能够独立教授我团队中的女学生……

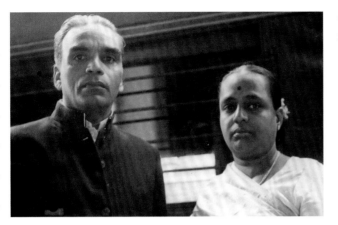

➔ ➔ ➔

年轻的新婚夫妇搭乘火车旅行。

"如果不提到我的妻子拉玛玛尼（Ramaamani）并向她致意，我的生命旅程便不完整。"

　　我前面提到过的，1946年我俩在同一个夜晚都做过的梦。这个预示了美好日子来临的梦，终于成真了。人们开始询问课程，我们的家庭生活开始变得有保障，痛苦也减轻了。在神的庇佑下，好运眷顾了我们。我们从未想到过我们的家庭生活和瑜伽事业会有如此喜人的巨大进展。随着时间的累积，我们慢慢地相互理解，生活得很幸福，无论在心理上还是精神上。我们彼此钦慕。带着深沉的亲密感，经过讨论我们达成一致：她人生的乐趣在于照顾我们的孩子，而我则是毫无牵挂地继续我的练习和教学，这样我们的生活就能一帆风顺。我是她的一切，她是我的全部。我们通过彼此分享神圣的爱。拉玛玛尼是耐心和宽容的化身。她单纯大方，朴实无华。她对每个人都很友善。她极为宽容，即使对待那些对她心存恶念的人也是如此。她平静、安详、平和，在逆境中也依然保持从容。她泰然自若地接受发生的一切。她带着慈爱、喜悦和忠诚，关心那些向她寻求帮助或建议的人。她以友善和慈悲服务所有人，向他们伸出双手……

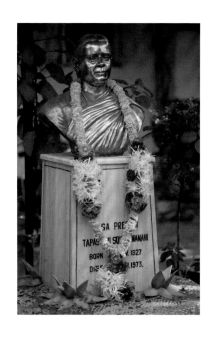

→　→　→
拉玛玛尼·艾扬格瑜伽纪念学院是为了纪念古儒吉挚爱的妻子而修建的，由古儒吉的朋友、学生和仰慕者共同捐助建造。这是拉玛玛尼的纪念雕像。

好客、善良和自我牺牲的精神深深流淌在她的血液中。她像对待家庭成员一样对待她的女仆和街上的清扫工。逢年过节，她总是为他们保留一部分食物，不让他们感觉受冷落。她的感情和想法是如此善良，对人毫无歹念。这就是她的性情。她的爱是唯一的，她的内心充满了慈悲，人们称她为"Ammā"，也就是"母亲"的意思。她的体格是高大的，她的心胸是博大的，她的灵魂是高尚的……

1973年1月25日，在我们打算盖房子而新购的土地上，做完布米·普伽（Bhūmi　Pūjā，指祭拜大地之母的仪式）之后，拉玛突然变得虚弱起来。1973年1月26日周五，我带她去住疗养院，好让她得到休息，能够从疲劳中恢复。我和她在一起待了几个小时，等她有了恢复的迹象后我便回了家，因为我第二天不得不去孟买上瑜伽课。于是，我像往常一样出了门。1973年1月28日，周日，凌晨4点，我的学生Shri Madhu Tijoriwala和Shri Barzo Taraporewala来到我住的酒店。我整晚都焦躁不安，在他们敲门之前就已经起床了。他们请我回浦那，我儿子托他们带信儿给我，说我的妻子情况非常危重……当我走进房间，看到我的学生和人们，就明白一切都结束了。

我平静地安抚哭泣着的孩子们，告诉他们不要为母亲哭泣，她是圣洁的灵魂。从那时起，我便既是孩子们的母亲也是父亲。当拉玛回到大地母亲怀抱的消息传开时，来自社会各界、认识的不认识的人们挤满了房间，仿佛这里是寺庙。他们表达着对逝去灵魂的敬意。来自南非的学生们见证了她身体的安息。无数悼念的信息从世界各地涌来，表达着他们的哀伤和悲痛。她接纳死亡，如同她活着时一样地平静安详——带着忍心和宽容。

　　我的妻子是一位多么高尚的女性！她知道自己死之将至。那晚她的两个女儿桑尼塔（Sunita）和桑契塔（Suchita）在做西塔吟诵，她既不想打扰她们，也没有阻止我前往孟买。当她意识到吟诵就要结束时，她请疗养院的医生给我们的邻居帕巴卡尔医生打电话，因为他家里装有一部电话。当我的儿子普拉尚特（Prashant）和女儿吉塔（Geeta）去看望她时已是凌晨3点，她让他们马上回家点亮家里神祇前的灯，再会合其他孩子们立刻赶回来。孩子们没有去成，因为那个时间点根本找不到任何交通工具。而她只是问了问他俩为什么没有叫其他孩子来。她对普拉尚特和吉塔说，她的使命和职责结束了，不久后她将离开。她不想躺在疗养院的病床上死去，她想更接近大地母亲，希望躺在地毯上离开人世，但是医生不允许她这么做。因此她坐起来斜躺着，把孩子们的手捧在自己的掌心里，祝福他们，还告诉他们将来要自己承担责任。如同伟大的苦修者（tapasvini）能预知自己的死亡，她完成了她最后的一息。她的灵魂融入了宇宙神圣的灵魂之中。

选自《拉玛——我的瑜伽之光》（美国谦恭永恒出版社出版）。

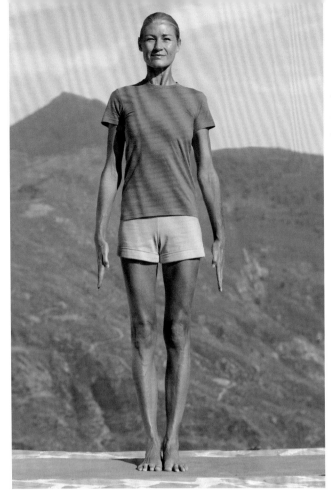

1 双脚并拢站立，双脚脚趾、脚跟和脚踝恰当地调整归位。脚跟向下压，两前脚掌展开，向前延伸，双脚前侧和后侧保持平衡。双膝和两大腿收紧，向内吸并上提。髋部向内收，延长尾骨内侧，腹部向上提。延伸脊柱，手臂放在身体两侧调整归位，掌心向内。胸骨向上提，双肩向后，肩胛骨内收。

山式 Tadasana

"如果我非要做山式的话……常常会一条腿显得强壮、稳定和伸直，另一条腿却是松散的。你会感觉一条腿处于放松的、非暴力的状态，另一条腿则处在暴力和攻击的状态。因此，让两条腿保持在平衡和均等的状态就很有必要，这样人们就不会再去区分活跃和消极、暴力和非暴力了……其次，如果双腿无法保持均衡一致的话，头脑就会不稳定。要在身体中建立这种平衡，使肌肉、关节、智性、能量和注意力调整归位。"

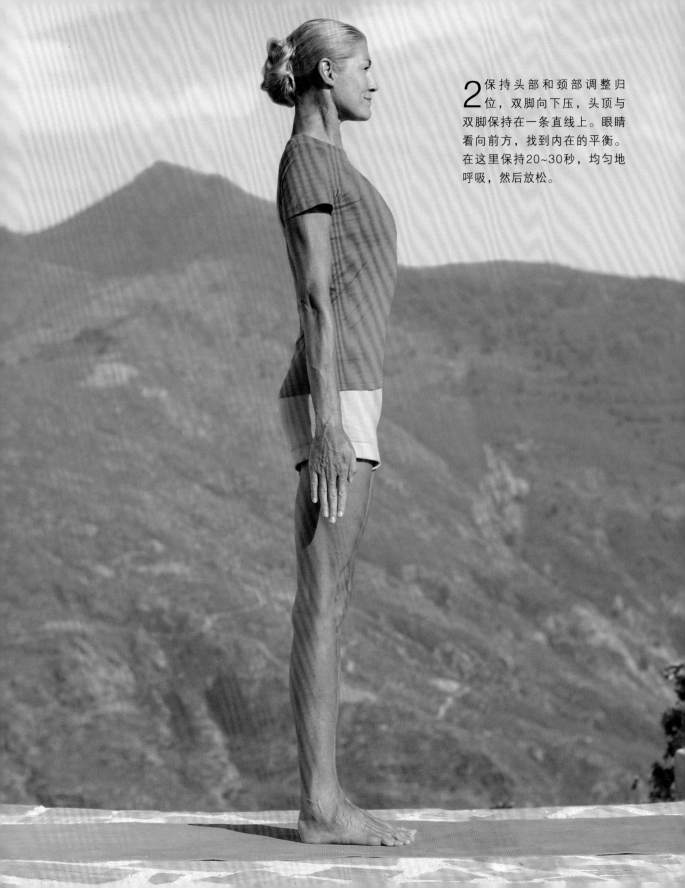

2 保持头部和颈部调整归位，双脚向下压，头顶与双脚保持在一条直线上。眼睛看向前方，找到内在的平衡。在这里保持20~30秒，均匀地呼吸，然后放松。

"在每个体式中，身体、意识、动作和精微动作与身体层、生理层、心理层和智性层的每一次呼吸都必须同样均衡。"

艾扬格的方法是如何演变的

"我知道我应该以一种崭新的方式来呈现瑜伽，让即使练习过的人也如初见一般耳目一新。这个想法彻底变革了我的研究主题。尽管我在1937年就动了这个念头，但直至多年以后，这个想法才开始成形并开花结果。"

1944年，努力工作让我有所启发，我领悟到常规的体式应该以哪种方式练习，而不应该以哪种方式练习。我开始意识到将外在活动与内在身体、活跃的头脑和敏锐的智性进行连接的重要性。我的精神之旅由此开始。接下来我开始尝试找寻每一个体式的正确练习方法。1937年至1944年，我的教学是完全不成熟的。那时，年轻是我的优势，正因为年轻，学生的虚荣心我也有。如果非要证明自己比他们高出一等，我就得表现得更虚荣。然而我也只能通过瑜伽练习来证明自己。每当我看到学生做得比我还好，就会获得启发，如果他们都能做好，我就应当做得更好。我总是想在他们的前面，从班上做得最好的学生那里寻找线索。过去我常常会分别地关注每一处肢体。1948年，我第一次使用辅助工具。当时我完全无法做到束角式，我开始利用街上随处可见的砖块和大石头来辅助练习。直到1975年，我才真正产生大规模、系统性地使用辅助工具的想法。那时，学院刚刚成立，我正在做放置什么工具到学院的规划。

直到那时，我才真正意识到，调整归位（alignment）才是瑜伽练习中最重要的部分。瑜伽就是调整归位。理论上一直这样说，但却没人揭示出它的真意。几乎所有人都说体式仅是身体层面的，与精神层面没有任何关系……我开始观察人们的体式照片，在他们的方法和我的方法之间作比对，从胸部到胸部、手臂到手臂、手肘到手肘，在分别做出的体式间画线。我发现，体式是做出来了，但身体的姿势却是不均衡的。在头部平衡姿势中，头在一处，一条腿是直的，另一条腿是弯着的。我想知道为什么会有这样的差异，瑜伽所讲述的调整归位到底在什么位置，平衡（samatvam）或匀称又在什么位置。

要想知道什么是调整归位，重要的是明白身体中心部位就是每一部分的正中面。伸出你的手指，如果从中间向下划分，所得到的就是正中面。当我们伸展时，是否从正中面均等地伸展了两侧，或者是否在某一侧过度伸展，而另一侧缺乏伸展呢？如果某个部分伸展过度，就一定在另外的什么部分伸展不足。正中面是神，正是它带给你体式精准的艺术。从外侧、内侧、前侧以及后侧——你总是需要以正中面去测量延伸了多少。只有没有过度伸展，你才能说完全在正中居于平衡。

之后，随着骨骼肌肉身体的调整归位，我开始意识到头脑、智性和意识已然调整归位，这一切引导我转向内在。这个新的研究框架和视角使我整合了自我的所有工具，并让真我占据了身体（在瑜伽中，身体被认为是真我的疆界），就像在契塔（citta，意识）和真我（ātman）的最高冥想状态。

"调整归位的研究引领我经历内在"。采访自Carol Cavanaugh，首次在1982年1月IYTE回顾中发行。于1982年7/8月在《瑜伽》杂志发表。

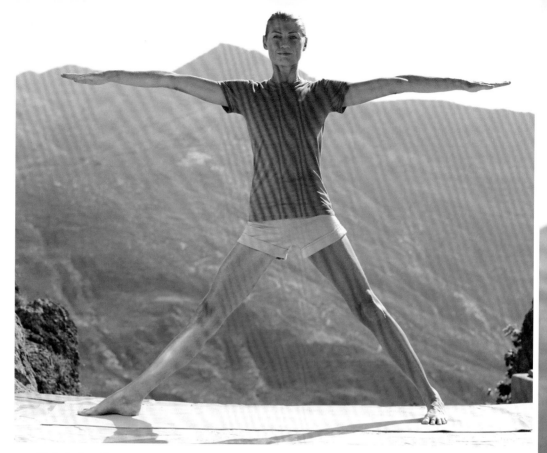

1 从山式跳开进入手脚伸展式（见第108~109页）。将左脚略微向内转，右腿和右脚向右转90度。双臂向外伸展，眼睛看向前方，打开胸廓。

三角伸展式 Utthita Trikonasana

"如果在三角伸展式中我将右脚向外转，左脚向内，我会观察我右脚的宽度和长度是否与左脚的一样，或者左脚是否会受到影响而变短。我用这样的方法来开始调整身体，以双腿的中心来划分身体以求更清晰地理解。在开始阶段，这看起来好像是一个活动四肢的过程，但后来我发现我不仅能够深入到身体当中，而且更能够深达我的智性。这样的浸入清除了我身体里的杂草，并让我的头脑丰富且更深入。"

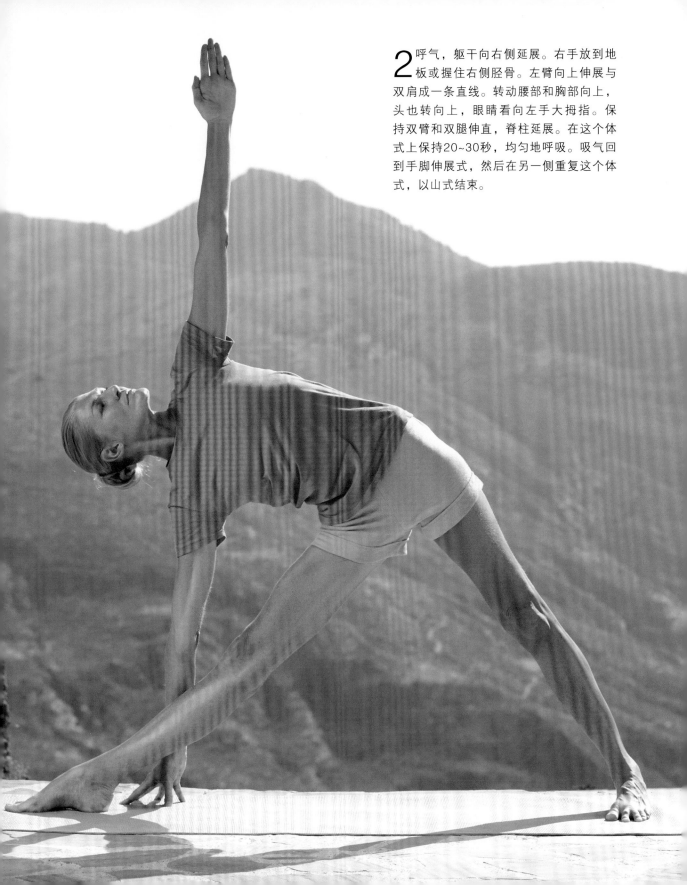

2 呼气，躯干向右侧延展。右手放到地板或握住右侧胫骨。左臂向上伸展与双肩成一条直线。转动腰部和胸部向上，头也转向上，眼睛看向左手大拇指。保持双臂和双腿伸直，脊柱延展。在这个体式上保持20~30秒，均匀地呼吸。吸气回到手脚伸展式，然后在另一侧重复这个体式，以山式结束。

战士第二式 Virabhadrasana II

"对我来说，所谓的调整归位，是在每一个体式中，能量均衡地分配及智性等量地流动于身体框架和堤岸内。觉察必须均匀地经由脸部或体式的外部轮廓（profile，姿势要求）散布到全身。这种调整归位为能量的流动与智性的流动之间带来平衡，从而联结身心。"

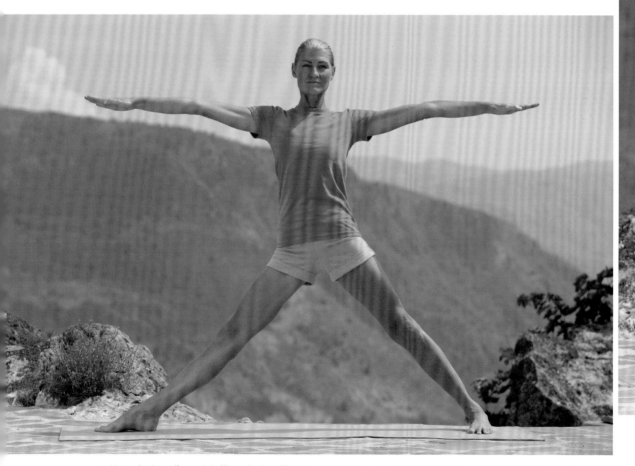

1 从山式跳开进入手脚伸展式（见第108~109页）。左脚略微向内转，右腿和右脚向右转90度。保持双臂两侧伸展，眼睛看向正前方，打开胸廓。

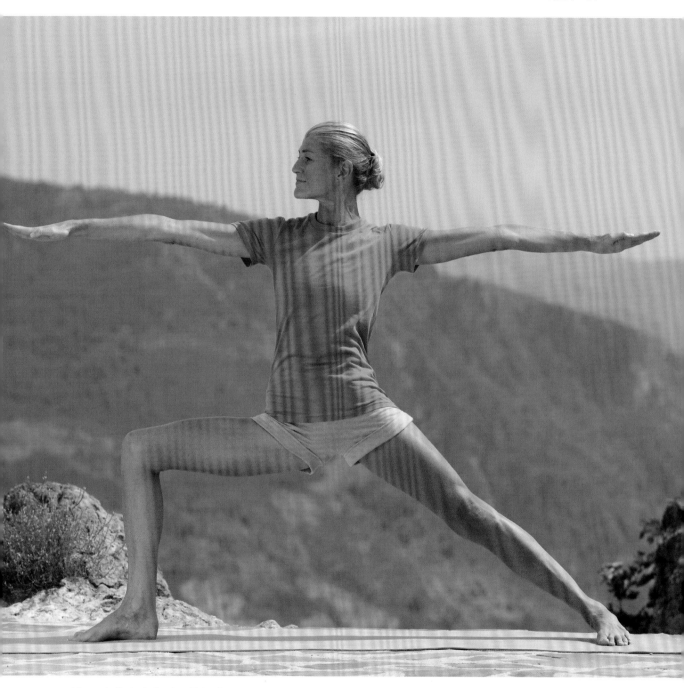

2 呼气，弯曲右膝直到胫骨与地面垂直，大腿平行于地面。确定弯曲的膝部与脚踝在一条直线上，保持躯干直立向上。头转向右侧，眼睛看手掌方向。在这里保持20~30秒，均匀地呼吸。吸气，伸直右腿，头部和双脚转回正前方，回到手脚伸展式。然后在另一侧重复这个体式，以山式结束。

*"在瑜伽习练中，这些辅助工具帮助学生
监测和指向正确的体式练习方法。"*

辅助工具的使用

问：古儒吉，我见到人们在练习中所使用的诸如长凳、砖、木条等辅助工具，都是您对于瑜伽的创新，是吗？

尽管起先是我的古儒吉开始在一些体式中使用绳子，然而在很大程度上，之后我的确在辅助工具上有不少创新。

问：是您发明了这些工具吗？

是的，有许多工具是我自己发明的。

问：您是找当地的木匠做的，是吗？

是的，我找当地木匠来做的。但这不像看起来那么简单。我得到了来自内心的指引。我意识到患者无法独立练习而获得效果，而通过辅助工具可以把想象变为现实。我画出这些工具，把图样交给木匠，木匠用粗木料设计并做出雏形。我必须亲自用这些雏形进行练习，然后根据身体需要和各个体式的要求再作调整。我就是用这样的方式一步一步地研制出这些工具的。现在任何人都能够很容易地通过使用它们做出某种体式。

问：现在这些辅助工具成了您瑜伽中的标准配置了吗？

它们并不是瑜伽的一部分。当帕坦伽利讲到"Samādhi，三摩地"这个词时，他说"sabīja，有种子或有支撑"和"nirbīja，无种子或无支撑"。这启发了我，为何不想办法利用辅助工具作支撑来完成一个体式。支撑就是"ālambana"，在各种经文中，帕坦伽利提到"支撑"。我开始在他的理念的基础上进一步思考和探索，就发明了使用辅助工具支撑来轻松地、无风险地做好体式。如果你读过《瑜伽之光》，会发现其中呈现的所有经典体式都没有任何支撑。毫无疑问，对于习练者它是一本权威性

➤ ➤ ➤
古儒吉在帮助一位学生上提和扩展胸廓。
他说："当学生能借助辅助工具保持体式
时，他会处在良好的思维状态中，这让他
感觉良好，为此我也很开心。"

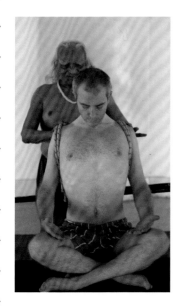

的经典。但是我后来意识到，没人能够轻而易举地掌握某
个体式。因此我开始寻求辅助工具，希望借此帮助人们毫
无困难地呈现完美体式……好些年里，我在教学时都没有
使用过任何辅助工具，但我后来意识到，没有人能够完成
所有这些经典体式。学院设立之初，人们带着各种疾病开
始学习瑜伽。为了帮助他们树立信心，我思考新的练习方
法，直到发明了辅助工具让他们可以轻松地完成体式，并
保持稳定的心理状态。我觉得如果没有辅助工具，他们也
许就没有这么快从疾病中恢复。

为了找到辅助工具，"有种子或有支撑"和"无种子
或无支撑"的理念由然而生。既然三摩地是有支撑或无支
撑，为什么体式不能够是有支撑或无支撑呢？因此辅助工
具就像有支撑一样，在两个方面发挥了作用：一个是延
伸，另一个是放松，它们同时在起作用。

问：那么您的意图是不是，像一个跛脚的人痊愈后丢掉拐
杖一样，最终练习者会扔掉辅助工具?

是的，你可以称辅助工具为拐杖，一旦人们做到了体
式，就不再需要它们了。这些辅助工具就像特护病房那样
照料、监护体式的习练……

选自"瑜伽——从头到脚趾"，1999年4月BBC（英国国家广播电台）
四频道，马克·特里在浦那对B.K.S.艾扬格的访谈。

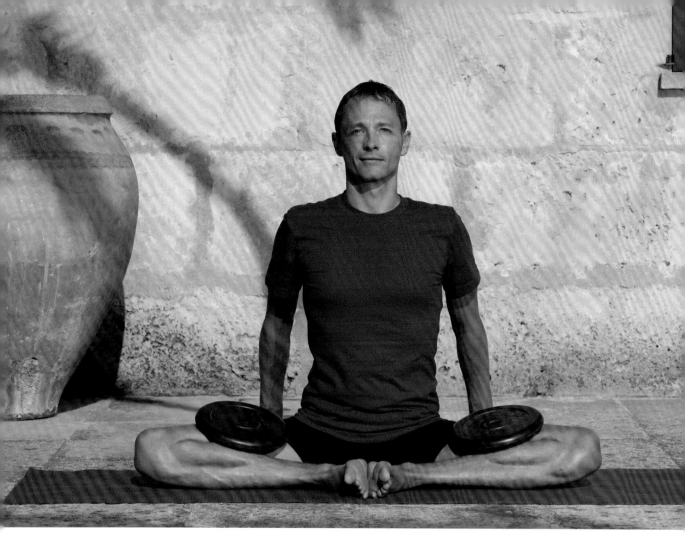

首先学习束角式（见第240~241页）。常规练习后，试一试将重物放在大腿上做这个体式。开始时用重量轻一点儿的，比如5千克。经过一段时间后，逐渐增大压力。

束角式变体式（使用重物）
Baddha Konasana（with weights）

"一开始，我使用家里的物品。比如早年，我做不了束角式，于是我找来石头、水泥砖和其他对学习体式有帮助的东西，并把它们带回家。大家总是笑我……我过去常把这些石头放在大腿上来达成束角式。"

坐角式（用一根杆）
Upavistha Konasana（with a pole）

"我过去常把拐杖放在两膝中间来练习坐角式。因为我的双腿打不开，所以我得借助拐杖放在两膝中间将双腿分开。"

先来学习坐角式：以手杖式（见第14~15页）坐立。将两条腿依次打开到侧面，然后再拓宽两腿。确定每一侧的大腿、膝部和脚的中心都向上。保持两大腿、双膝和两小腿的后侧都向下压。将手放在臀部两侧，脊柱和胸廓上提，肩胛骨向内收。在这里保持1分钟，逐渐增加到3~5分钟。找一根长度能从一个脚跟够到另一个脚跟的杆子来练习，用脚踝的外侧和内侧卡住杆子，观察股骨头的反应。

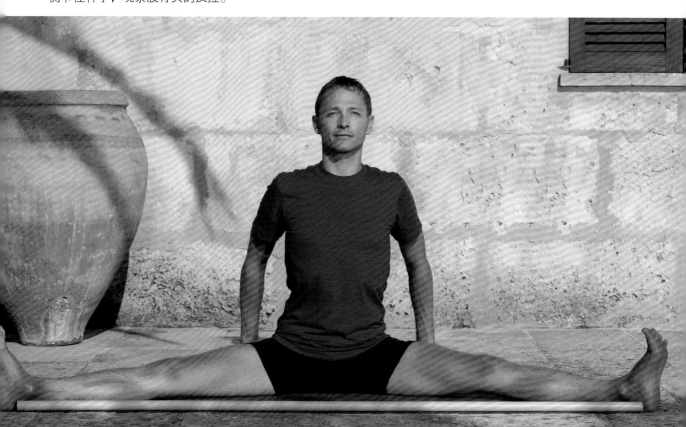

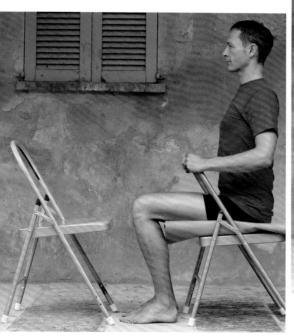

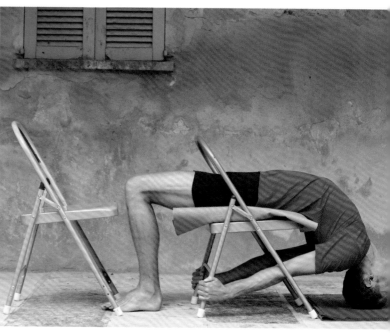

2 上提脊柱和胸廓，眼睛看向正前方，然后将臀部滑到椅子后面，直到臀部两侧都坐到椅子边缘。呼气，上提胸廓，背部向后弯曲，躯干向着地板放低，保持腰椎有支撑（如果需要的话可以在下面放一个卷起来的毛巾）。

1 相距60厘米放置两张椅子，将叠好的垫子放到前面的椅子上。双腿穿过椅子后面坐下来，双脚平行。握住椅子。

倒手杖式（使用椅子）
Viparita Dandasana（with chairs）

"这是一个令人愉悦的体式。当你可以独立完成这个体式时，它会让人充满生命力。你需要训练脊柱达到正确的曲度。现在每一个人都想做这个体式，都希望大脑能够得到休息……在这个长凳上（或者在两张椅子上，如图所示）做的倒手杖式，头部一直向下，自然地头部自己也就放松下来了。"

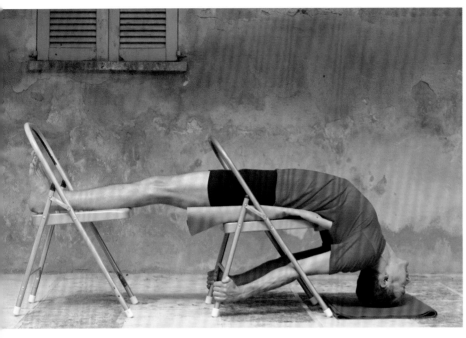

3 双腿放在第二张椅子上，后背进一步向后弯曲，保持脊柱的下方留在椅子前部的边缘上。依次将两条手臂穿过椅子抓住椅子后腿。头顶放在地板上（或者放在抱枕上）。如果你是初级练习者，在这个体式上保持30~60秒，然后按照相反的步骤坐回来。

4 现在十指相交放在头部后侧（见步骤2，第73页）。在这里保持5分钟，然后松开手，按照相反的步骤坐回来。

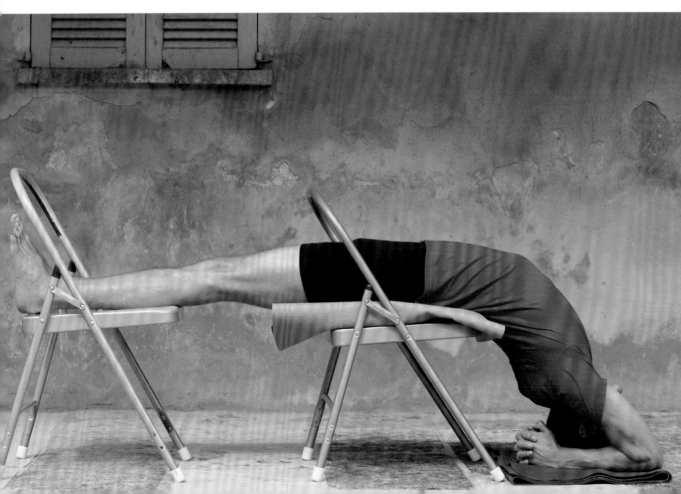

"我的辅助工具开始成为我的古儒，教导我如何使用身体。我感觉到通过使用辅助工具，我能更好地掌握体式。"

富有创造性的方法

问：另一个用来区分您的方法与其他瑜伽练习方法的技巧，就是辅助工具的广泛运用，比如使用木砖、沙袋、绳等。您是怎样发展出这个方法的？

我的古儒吉曾经使用墙上挂绳的方法，两根在上面，两根在中间，两根在下面。那时，那些药物或手术无法救治的病患会直接来瑜伽学校。瑜伽学校教他们在绳子的辅助下练习头倒立（Sālamba Śīrṣāsana）、肩倒立（Sālamba Sarvāṅgāsana）、犁式（Halāsana）、后仰支架式（Pūrvottānāsana）以及前曲体式。1937年，浦那弗格森大学的校长，85岁的室利·瑞吉韦德得了痢疾，既没法站着也没法坐下，V.B.高卡勒（V.B.Gokhale）医生问我是否能够帮助他。

当时我必须面对的问题是，在他那样的身体状况下，怎么帮他练习瑜伽。这次经历可谓我学会如何教授这类病患的第一课。我开始教他躺着做三角伸展式（Trikonāsana）。你可以叫它卧三角伸展式（Supta Trikonāsana）。我得提起他的胸腔并且转向侧面，好让他的肠道得到一些运动。他打不开双腿，我就要在他两腿之间塞一根手杖来帮助他保持双腿分开。就这样，我学会了创造辅助工具来达到治疗效果。接着，仅凭着直觉，我开始一个又一个地接治病患……

还有，我自己也一直在练习。如果我的腘绳肌撕裂，我是不会去练习哈努曼神猴式（Hanumānāsana）的，即便是简单的体式比如束角式（Baddhakoṇāsana）我也做不到。那时候，工人把修路用的大石头倒在路边，就算是有谁捡了去也没有人管。我经常将那样的大石头压在自己的大腿上来练习束角式。就这样，我时常捡路旁的诸如石头、铁棒这样的物品带回家，它们能够对我的练习有所帮助。

你们知道碾平马路的压路机吗？我过去常在它的前轮上做后弯体式，因为我无法自己完成这个体式。所以，过去每当我看到停在马路上的压路机，就走过去在上面做后弯的练习。之后，我还用到鼓。正因为这样的练习方式，我被人们称为"狂人"。他们所说的没错，我确实是！因为无法独自完成体式，所以我总是不断在琢磨如何才能做到体式，并不断地寻找方法。就这样，我找到了使用砖、重物、沙袋学习以及呈现精准体式的方法！

"在某些方面，这些辅助工具帮助人们在获得更好的动作的同时感觉轻松。因此，辅助工具帮助我更好地教学，并创建出更快的疗愈过程。"

选自"艾扬格回顾人生"，安妮·库希曼（Anne Cushman）访谈，1997年12月《瑜伽》杂志。

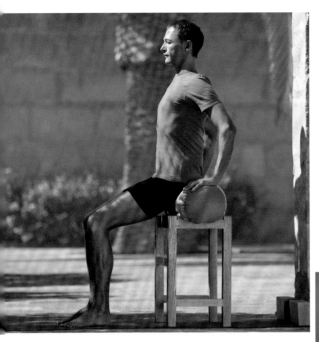

脸向上弓式（使用辅助工具）
Urdhva Dhanurasana
（with props）

"了解了自己的能力然后试着超越一点点，是可行的。由此，你会学到一种平衡的艺术，不仅对于你投入在练习中的努力，也包括你的恐惧和勇气。"

1 离墙46厘米放置一个长凳，如果身体僵硬可以离墙再远一些。放一个抱枕到长凳上，抵墙放两块砖，同肩宽。坐在抱枕前侧，上提胸廓。

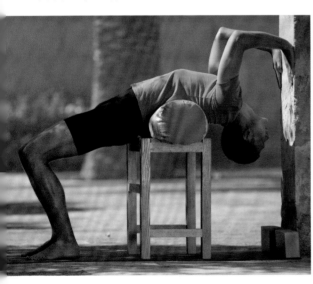

2 臀部向前滑，延展脊柱到抱枕上面。弯曲两侧肋骨，胸廓向上提，双手放到墙上，指尖朝下。

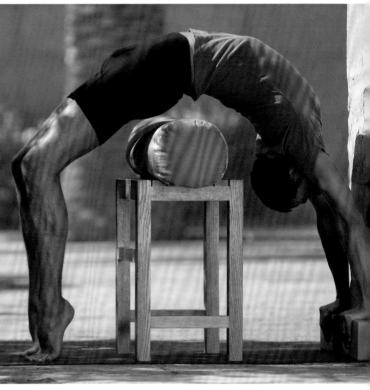

3 向后弯曲脊柱，双手沿墙向下直到两手都放到砖上。牢牢地压住砖的边缘处，用一个杠杆的作用力向上提起胸廓和头部。上提双脚至脚趾推着地并走向长凳。做一个漂亮的弯拱，然后放下双脚脚跟。在这里保持20~30秒。呼气，将躯干下落回到抱枕上，弯曲双腿，臀部向前滑，小心地坐回来。

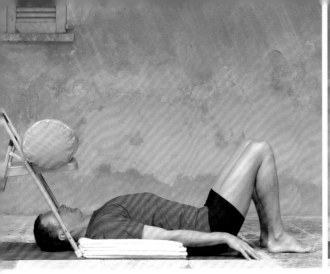

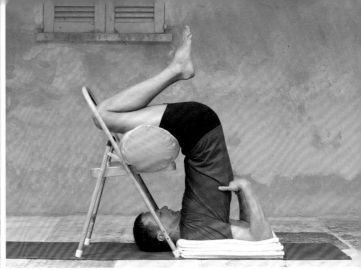

1 将3~5张毯子折叠放在一张椅子前面，将1个抱枕放到椅座上。躺下来，肩的最上沿放到毯子边缘处。弯曲膝部，双脚与肩同宽。

2 呼气，髋关节和臀部上提，双掌放到脊柱两侧。两大腿放到抱枕上。

犁式（使用辅助工具）
Halasana（with props）

"对于使用辅助工具，一个最有意思的观察是，辅助工具的使用会让90%的习练者坚持练习。在学院里，那些能够独立练习的人会提前很早到，他们用辅助工具和绳子来练习。也就是说，辅助工具能够激励他们更加贴近瑜伽。"

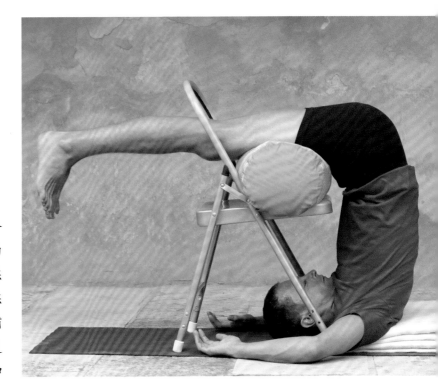

3 依次将每一条腿向下穿到椅子后面。双臂沿着地板延展，相互平行放于头部两侧，掌心向上。从脚跟到大腿伸展双腿。在这里保持3分钟，以相反的步骤从体式中回来，然后放松。

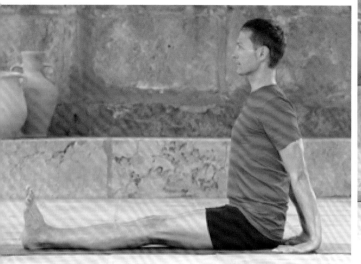

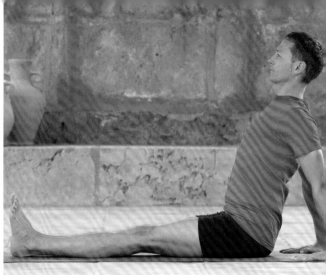

2 双手放在身体后面，背部脊柱向内移。

1 以手杖式坐立（见第14~15页）。

后仰支架式 Purvottanasana

"对于复杂和富于挑战的体式……练习者可以通过使用辅助工具日臻完美，而不会感到紧绷、压力，也不必害怕受伤。我不希望人们过于依赖辅助工具，而是希望他们通过辅助工具去训练身体和头脑。我一直到现在还在思考如何发展出新的辅助工具。我从未失去我的创造性思维。我现在还年轻，只有90岁。我很乐意利用辅助工具来保持和支撑自己的练习，而不是以年龄为借口逃避练习。即便在我这样的年纪，我依然身体强壮，头脑灵活，智性稳定而清晰。"

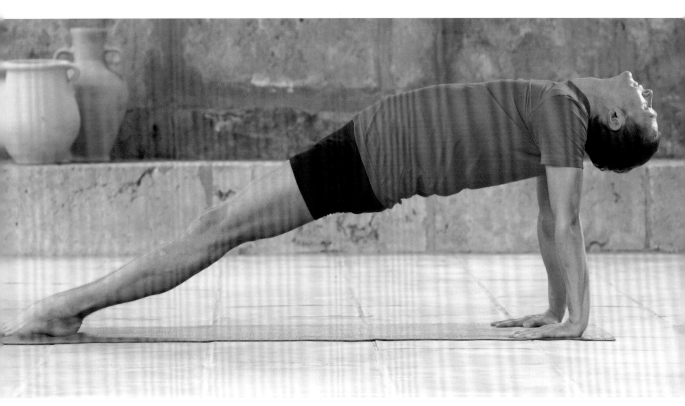

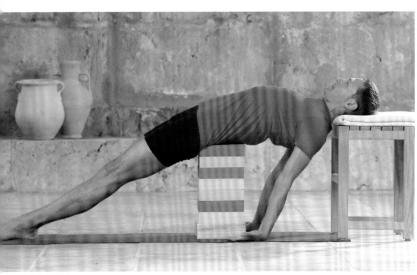

3 呼气，双手和双脚压地，上提身体，保持膝部弯曲。伸直双臂和双腿，上提臀部，十脚趾向下压。头部和颈部向后伸展，保持1分钟，呼气，弯曲双肘和双膝，身体下落，回到手杖式。

使用辅助工具的姿势：将一块毯子叠放在一个长凳上，码足够的砖块以支撑到尾骨，同时让头正好放到毯子上。坐在砖块上，然后上提胸廓，躯干向后倾斜，头部落在毯子上。双臂在身体两侧放松，掌心朝上，双腿伸展，双脚向下压。保持3~5分钟，弯曲双膝，两手放到砖块上，然后坐起来。

"我所做的仅仅是把瑜伽深刻的内在深度、隐藏的特质呈现出来，并将之带向你们的意识。"

艾扬格的精神财富

问：不仅是您的名字闻名于世，同时您的瑜伽也被人们称为"艾扬格瑜伽"。我相信您并不接受这样的名分。

　　我岂敢用我的名字来命名一项普世的艺术？因为学生求教于我，他们意识到我的教学与其他方法不同，就开始称我的教学为"艾扬格瑜伽"。当瑜伽星星之火燎原般传播开来时，我的学生缩略了术语，直接称我的工作为"艾扬格瑜伽"。但是怎么能把某个人的名字加之于这门亘古流传的伟大艺术之前呢？我只是做了一些新的改良来复兴瑜伽这门艺术，我仅仅通过将循序渐进练习所缺失的环节连接到瑜伽之链中，使得瑜伽更为人接受、更吸引人，并更具教育意义而已。承蒙神的恩典以及我古儒吉的庇佑，我找回了身体中各个动作和精微动作，以及呼吸流动当中失落的环节。伴随着我的练习，无论是体式或是呼吸控制法，我不仅观察每一个动作，也观照每一个瞬间，这让我更深刻地理解体式和呼吸控制法。

　　神和我的古儒吉恩赐于我，让我在体式和呼吸控制中带着理解去看、去想、去感受，关于身体、心、呼吸意识、智性、觉知的存在以及自我存在的状态。

　　最初，由于疾病我开始进行身体层面的练习，但是强大的内心冲动迫使我感受到能量在随着意识流动，我开始将无限的流动聚集于有限的身体之内，而生命不朽的流动亦寓于其中。我教给大家的这种将能量与意识汇聚的新方法，让人们对于瑜伽耳目一新。出于称呼的方便，他们称其为"艾扬格瑜伽"。遗憾的是，这种称呼确实极为不妥。尽管我已经公开对这种称谓表示抗议，以表明我内心的不安，可我并不能阻止什么。

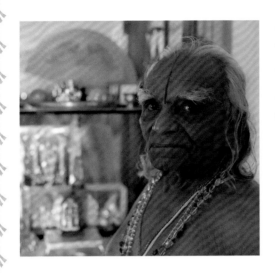

→　→　→

载誉的一生：古儒吉在学院的
一组陈列柜旁边。柜里摆满了
来自全球政治家、高校和医疗
机构馈赠的奖品。

"将传统的瑜伽与艾扬格瑜伽区
分开来是不对的……瑜伽与瑜伽
之间是没有区别的，它们都具有
相同的根源与目的。"

选自"会见B.K.S.艾扬格"，1984年5月伦敦访谈，1984年7月和1984年8月，《今
日瑜伽》（现《瑜伽与健康》，英国）刊登。

> "哪怕稍有一念觉得身体做不到都会让我失落，所以相比过去，我会投入更大的热忱勤加练习。"

持续地练习

问：经年累月，您是否感觉到自己的练习在不断地改变？

我不想用改变这个词——不，我的练习没有改变，而是在不断转化着。它转化得更加微妙、更为精细。改变是暂时的。变化不断地发生着，而这些变化既让人进步也会让人退步。对于我，我练习的转化只会不断进步。

问：您发现自己现在有了什么样的转化？

明晰、精准、对内在身体的感受。即便是我的脚趾——如果有丝毫的错误，我都会知道是我的脚趾出错了。在你的练习中你能体察得到吗？请告诉我。

通常不会。

你可以看到在练习时，我的表现看上去是完美的。我在做体式的过程中，会告诉你哪个膝盖向外了，哪个小腿肌肉向内了，哪个脚趾、手指是笔直伸展的，等等。你很难察觉这些缺陷，除非我说出来让你们看到。这就是我所说的转化。来自内在的光明照射到那些区域。起初那里没有光，满是黑暗。

过去这些年我练习瑜伽以获得身心的成熟。在成熟后的现在，我仍然在练习瑜伽。过去我在求索，而现在我是在观照。即便是再轻微或细小的错误，我都会马上进行反思。作为一名初学者，你也许不明白。随着你逐渐地练习，也许有一天这启明之光也会将你照亮。对我而言，先前一切都是粗糙的，而现在精细的部分浮出了水面。在早先的岁月里，我也像你们那样，这块肌肉没起作用，那块肌肉也不听使唤。如今我的细胞会和我交谈，瞬时，我的心也会和我交谈。我感知我的能量、我的心、我的智性的移动。我不仅在观察，我也同我自己在一起——我就在那里。这就是专注和冥想。猎人在丛林中狩猎，我就在我的内在狩猎。探寻者在仙境漫步，我在自己的内在漫步……

当人们见到我做最难的体式时，他们会说："他只是做了个体式而已。"但是他们无法得知我在内心观照到了什么，他们对此是无明的。一位圣人也许在冥想。你们能看到他的冥想吗？你们知道他在做什么吗？他说他遇到了神明，你们能见其所见吗？你们又怎么能知道我练体式时看见了什么？你们知道我是如何穿透我内在的吗？你们知道我是如何穿透混浊的身体让其变得透明吗？不仅是身体的每一个部分，也包括我的心、智性和意识，都在我面前变得透明。这份透明反映了真正的存在，这就是转化。

问：您是否仍然觉得您的练习中会有挑战呢？

当然，一定会有挑战，不过如今的挑战已大不相同了。之前我常常挑战自己的身体，而现在身体在挑战我。本性顺其自然，各司其职。身体不再像多年前那样强壮。所以我必须战斗。早些年，我的心指挥着身体做这做那。现在身体会说话，让心在体式中去看去感觉。

现阶段，我有种走到人生边上的感觉。身体正在衰退，如果我屈服于这一点，我就输了。

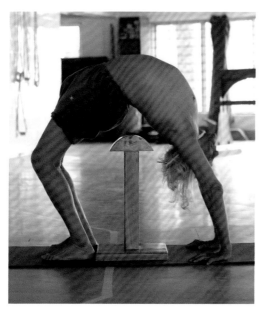

➷ ➷ ➷
古儒吉每天早晨在RIMYI的主厅里花2~3小时做个人练习。练习从有支撑的后弯开始，然后到无支撑后弯，比如脸向上弓式（Urdhva Dhanurasana）。

选自"艾扬格回顾"，安妮·库什曼（Anne Cushman）的采访，1997年12月，《瑜伽》杂志。

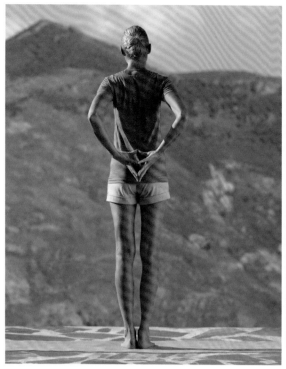

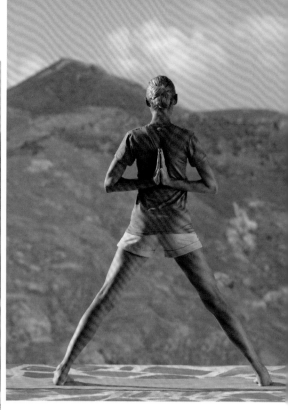

1 以山式站立（见第26~27页）。向外打
开双臂，然后带到后背。双手指尖相
触，同时指尖朝下。

2 转动双手手腕以使手指朝向内侧，然后
脊柱向前和向上移动。双掌相合并相互
施压，然后向上滑到两肩胛骨中间。双肩
和双肘向下和向后拉，十指和掌心相合并
相互施压。呼气，双脚跳开90厘米宽。

加强躯干伸展式 Parsvottanasana

"如果要把一个体式做完整，你就不能遗忘任何一个部
分，无论是哪个部分都要关注。身体和头脑都应当从愉悦和
痛苦中释放出来，从而全然地体验这一个体式的练习。合一
带来满足，满足导向寂静。"

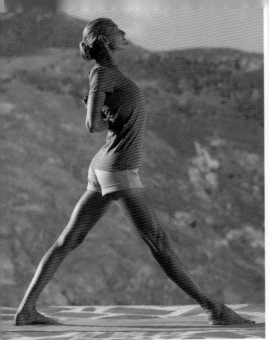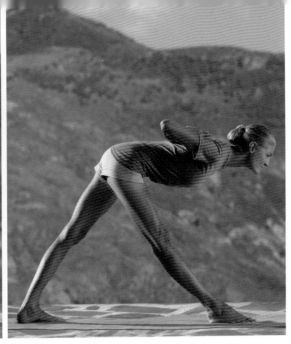

3 左脚向内转60度，右腿和右脚右转90度。躯干转90度向前。吸气，上提腹部和胸腔，眼睛向上看。后背下凹与手指相抵。

4 头部伸直，一个呼气，从大腿根部向前延展。双掌心相对向内推，打开胸廓，延展脊柱直到躯干与地面平行。

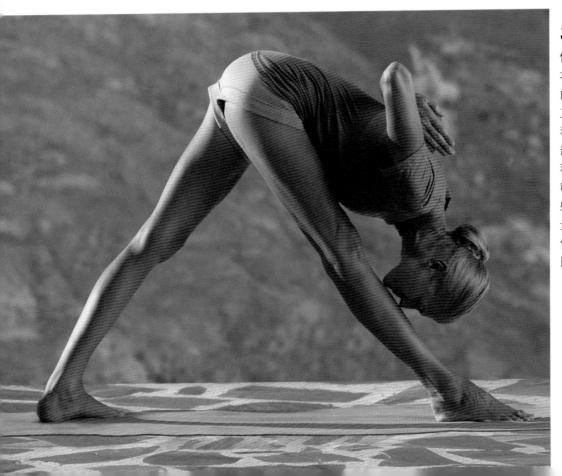

5 继续均衡地延展躯干两侧，将胸廓带向右大腿，头部朝向胫骨的方向，直到鼻子、嘴唇和下巴越过膝部。保持20~30秒，均匀地呼吸。吸气，上提躯干回到第二步，然后在另一侧重复，结束时回到山式站立。

"早晨我做高级体式而晚上做恢复体式，这样第二天早上我会有好的状态。"

生命当中的一天

问：请您讲讲您的一天是怎么度过的？您早上几点起床？

以前，好些年我通常都是早上三点半或四点起床……过去我练习起来很狂热，甚至会在凌晨三点做练习。但现在我处于半退休状态，我会放轻松……我快退休了，在半退休状态我只想一直做个学生。现在我大约早晨五点半起床。所以尽管我醒了，我也只是躺在床上，因为我不想打扰别人。起来后我喝杯咖啡，做完一些晨间杂务，然后练习一小时呼吸控制，接下来就是浏览晨报。

问：我无法想象您会对报纸很感兴趣。

嗯，一个人应当和世界保持联系，同时了解周遭世界正在发生什么。

问：您对印度的热门话题——政治感兴趣吗？

我对政治感兴趣，但我不会卷入到政治当中。我看到政治家和社会的是与非。在政界，权力变得很重要，而非谦卑地服务贫苦大众，帮助他们接受教育、获得健康，满足他们的日常需求。对于我来讲，这是个遗憾。

问：您阅读完报纸是在一天的什么时候？

呼吸控制练习之后，我浏览一遍报纸，然后会去读社论……我有三四份报纸（笑了）。读完报后，我会再喝一杯咖啡……

问：那大约已经九点了吧……

是的，课程九点结束。所以我将我的练习时间调整在课程结束后而非之前。我九点十五到十一点十五或十一点半会在那里练习。有时来练习的学生会问我问题，我就边练习边回答他们。然后我回家，洗澡、祈祷，吃点儿东西，接着休息半小时。

问：您祈祷多长时间？

十五、二十分钟。

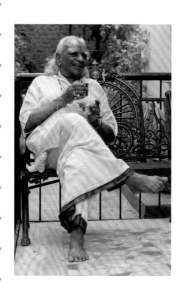

→　→　→

古儒吉的日程安排就像一周七天的日出日落一样有
规律。他将其视为对"宇宙灵魂"的敬畏。

问：您做小的礼拜吗？

　　是的，我在我的房间里，我的家庭之神文卡提诗瓦拉已
经安置在我的房间，我会坐在那里⋯⋯

问：之后呢？大约多久？

　　休息大约半小时后，我会去图书馆，回复信件、读几本
书或者就某个主题写点儿东西，一直到晚上六点⋯⋯

问：到了这个时候，这一整天您只吃了一次少量的点心？

　　是的。

问：那您不饿吗？

　　哦，不饿。这个习惯是从孩提时代建立起来的。现在对
我来讲已经是件很自然的事情了⋯⋯

问：那么您一天中的正餐是在什么时候呢？

　　只有在晚上，大约八点半或九点。

问：这餐都包括什么呢，蔬菜吗？

　　蔬菜、米饭、凝乳，有时还有rasam，就这些。都是一
些非常温和、易于消化的食物。我可以和任何人、在任何聚
会中、在任何地方吃饭，虽然我是一个瑜伽习练者。

问：那么电视呢？

　　是的，我看的。九点有新闻节目，如果有其他好的节目
我也看。我看体育节目，因为我喜欢所有的体育运动。我还
看连续剧、戏剧。然后我就上床睡觉⋯⋯那时大约十点半或
十一点。有时晚上我和孙子孙女玩耍，逗他们开心⋯⋯

选自"瑜伽：从头到脚趾"，1999年4月，BBC（英国国家广播电台）四频
道，马克·特里在浦那的访谈。

"人们提醒我的年纪，但一到练习，我就超越了我的身体和身体的年龄。"

瑜伽和变老

"变老是一种自然现象。每个人都会经历从童年到青春期、中年到老年的成长过程。尽管主人只有一个，但生命却从一个阶段变化到了另一个阶段。"

我们每个人的生命始于芬芳，随着年龄的增长逐渐枯竭，就像树苗长成参天大树，每年结出美味的果实，然后枯萎一样。

我也在变老，但是我的瑜伽练习每天持续数小时，像日出日落般有规律。16岁那年我开始练习瑜伽，瑜伽让我从病恹恹的状态中解脱出来。通过四年有规律的练习，我恢复了健康。我自身的经历鼓励我与那些受苦的人分享瑜伽的知识，我就是这么做的。我坚持不懈地努力让瑜伽更有魅力、更吸引人，并把"瑜伽有益于身体健康和内心平静"的信息传遍世界。我很高兴，今天瑜伽被视为医学的一种替代形式。

得益于有规律的练习，我赢得了六十年的生命红利，因此我不畏惧死亡。我已经准备好了轻松地拥抱死亡，因为瑜伽让我的生命对自己和他人更有价值。我会持续我早期的练习，好让我死得自然、庄严而高贵。我用自己生命的例证来鼓励我的同龄人练习瑜伽。

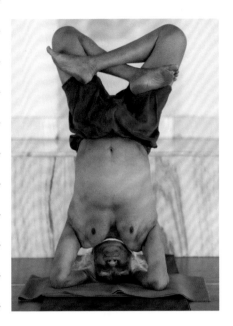

→ → →

"虽然我上了年纪",古儒吉说,"我却依然在每天的练习中经历着新的感觉。"这些练习包括倒立,比如全莲花头倒立。他和他的学生分享他的洞悉。

　　我感到年老是一种祝福,能得到年轻人的极大尊重,只要年老的人能够注重保持自我健康,不像寄生虫那样依赖他人。到了这个年纪,人们应当反思自己的思想和行为,引导家人和朋友不要在生命中再犯与自己同样的错误,这些错误曾经是自己生命道路上的绊脚石。

　　上天赐予我们身体来发展自己的灵性世界,这也意味着我们要服务自我以及周围的环境。

　　身体会老,但灵魂却是永恒。一个人上了年纪,往往会对生活产生消极的念头,老年人若用意志克服心灵的弱点,通过瑜伽的习练便可以充满慈爱地重获新生。

选自"瑜伽和老年",对老年公民的讲演,刊登在Yoga Rahasya 第3卷,第一篇。

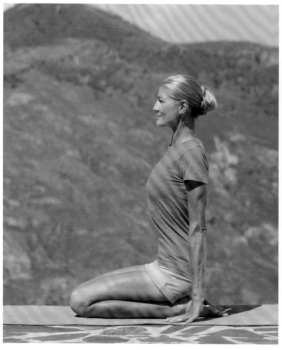

1 以英雄式坐立（见第136~137页）。双手放在臀部两侧的地板上，脊柱调整归位，并向上伸展，上提胸骨，打开胸廓。

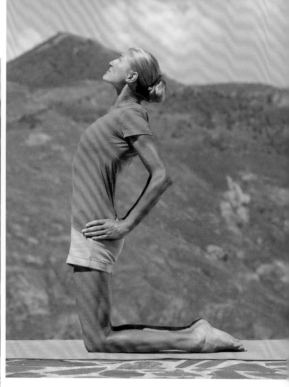

2 双膝跪地，双脚分开与髋同宽，两侧大腿与地板垂直。双手放到髋部上，臀部内收，延展脊柱，打开胸廓。

骆驼式 Ustrasana

"我不像你一样痛，但在做后弯练习时胸骨会有干巴巴和收缩的感觉。这让我明白自己上了年纪。我们知道胸骨是一个干涸的区域，能量在那里消退。连医生都会告诉你，这个区域是骨结构，几乎难以活动……可我再次通过坚持不懈的练习，消除了这种干涸和收缩的感觉。"

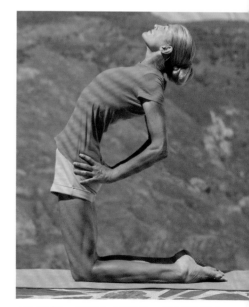

3 呼气，躯干向后弯曲，保持两侧大腿与地面垂直，胸廓充分上提。

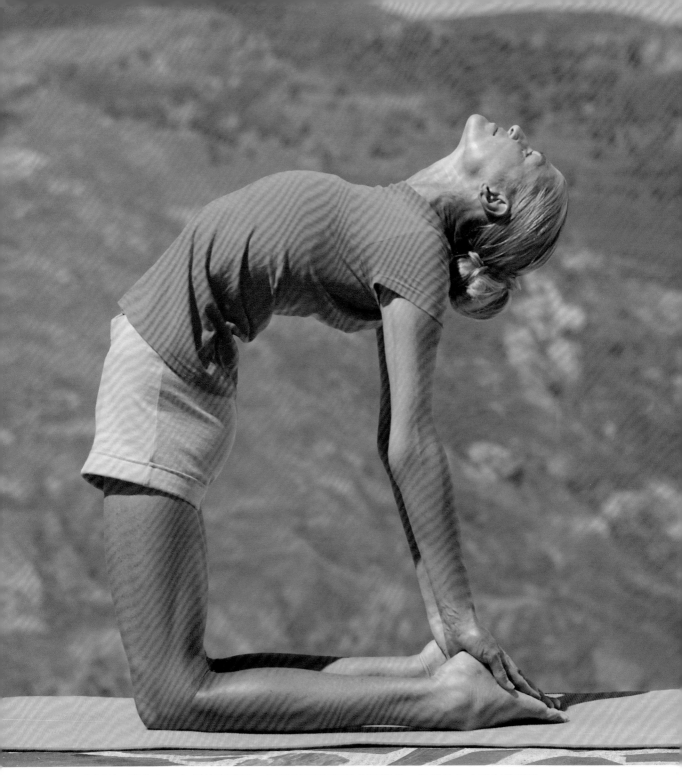

4 双臂来到双脚方向，向后触到脚趾。双手下压两脚跟或两脚掌，肩胛骨向内更深地移动。保持颈部拉长，头部向后，眼睛看向后方。在这里保持20~30秒，均匀地呼吸。松开双手，上提头部和躯干，然后坐回到英雄式。

1 脸朝下俯卧，同时双腿伸展，双臂放于身
体两侧，掌心朝上。保持双脚并拢，双膝收
紧、脚趾指向后方。

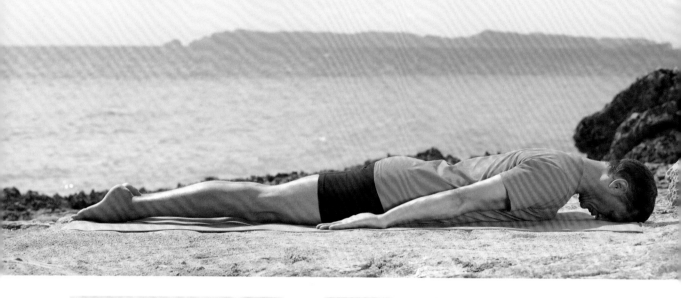

2 双掌放在肋骨两侧。吸气，双掌稳固地向下
压，上提躯干。两次呼吸。

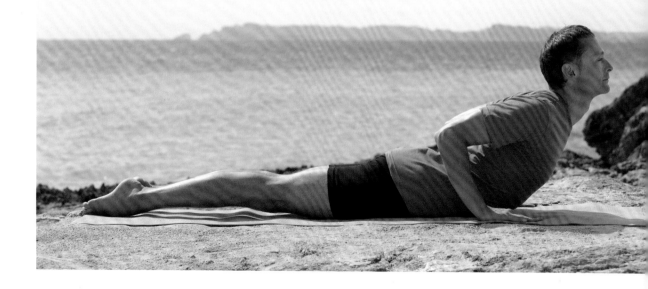

眼镜蛇第一式　Bhujangasana I

　　"如果一个人想要漂亮的花园，他需要每天打理。一旦他不去打理，花园就会枯萎。如果一个人不用刀，刀就会生锈。如果一个人每天都要拉小提琴，他也需要每天调音。同样的道理，身体、呼吸和头脑也需要每天校准，否则它们就会变得迟钝。"

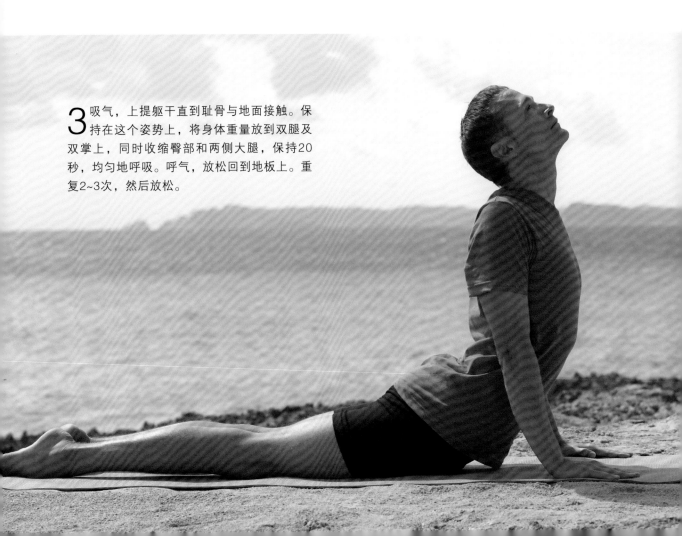

3 吸气，上提躯干直到耻骨与地面接触。保持在这个姿势上，将身体重量放到双腿及双掌上，同时收缩臀部和两侧大腿，保持20秒，均匀地呼吸。呼气，放松回到地板上。重复2~3次，然后放松。

死亡与濒死

"生与死都超出人的掌控，它们不属于我们的掌控范畴。时间到了，生命也就逝去了。根据我们的经典，死亡是本性（prakṛti）的一种自然现象，同时生命是散乱的（vikṛti，见词汇表），就像迦梨陀娑（Kālidāsa）赋予Raghuvaṇśa美丽。生与死不在我们的手中，但是生与死之间的生命历程需要我们去塑造、锤炼和培育。神奎师那（Krishna）说，出生前生命是未显现的形式，出生之后生命显现出来，在死亡中生命又回到未显现的形式（《薄伽梵歌》，II.28）。"

死亡与濒死是两件不同的事。死亡是当下生命的完全停止，但濒死是一个过程。说到死亡这个词，人们不应该对濒死过程感到恐惧。据说，任何形式的冥想在本质上都是死亡的预演。但是我不这么认为。对我来说，冥想是崭新的生命，它是一次从尘世的欢娱和活跃走向灵性之光的死亡。禅宗谚语说：如果你死于死亡之前，那么在死亡之时，你就不会死去。它的意思是人应当积极地活着直到死亡。这也就是对死亡的恐惧（abhiniveśa）所指，是对死亡的恐惧剥夺了我们的生命，而非真实的死亡本身。

我既不担心死亡也不担心濒死。但是我想这样评说，如果，尽管活着，我的身体却变得完全丧失功能，我将视其为我的死亡。因此，我不会浪费时间去想着死亡，而是做瑜伽全然地活在每一个当下。勇敢地面对死亡的恐怖，然后光荣而庄严地死去。

"我愿意练习瑜伽直至最后一息，将其作为我对瑜伽谦卑的献身。我唯一的心愿是匍匐在神的面前，在瑜伽体式中献上我最后的一息。"

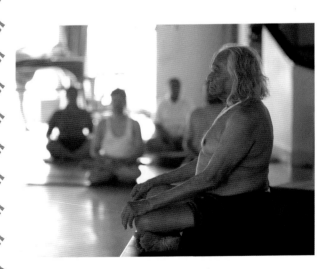

→ → →

古儒吉与来自世界各个角落的学生分享他晨间练习的空间。"我本来只能活不到20岁，但是瑜伽练习不仅使我生活得圆满和喜悦，也让我成为它全球的信使。"

选自"瑜伽实用心理学"，《八瓣瑜伽之花环》第7卷，第279~280页。

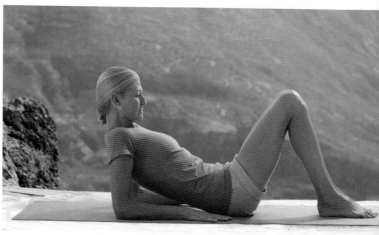

2 双掌放到臀部两侧，身体的重心向后移到双肘上。不要移动双腿或双脚。

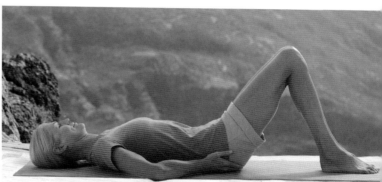

3 逐节脊柱地将躯干向下放低，直到脊柱和头部不朝任一侧倾斜地落到地板上。去检查双肩的后侧，臀部、髋部都均衡地落在脊柱两侧。

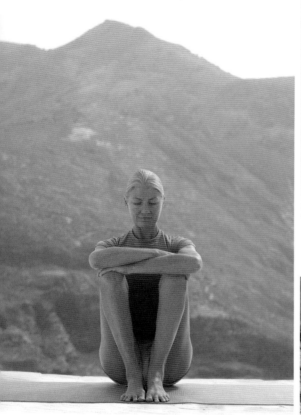

1 以手杖式坐立（见第14~15页）。双腿收回，双脚并拢，大脚趾和脚跟与前额正中在一条直线上。两侧臀部均匀地放在地板上。

挺尸式 Savasana

"通过体式的练习，我们学会如何面对我们最终放下所有执着和沉迷的那一刻。在挺尸式里，我们开始训练自己学会臣服……去学习如何将挺尸式做好，模仿死亡和寂静不动。到底什么是死亡？那是一种既无存在也无感受的状态，人们经常在挺尸式里得到这种体验。"

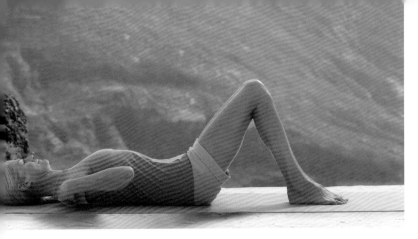

4 弯曲双臂碰触到双肩。轻柔地向双肘方向拉长双臂后侧，均衡地放置双肩和两肩胛。双臂打开成15度放于身体两侧，掌心向上。保持下巴垂直于地面，鼻梁与地面平行。

5 闭上双眼，然后向前伸展一条腿，保持伸直，脚跟落到地板上。另一侧的腿向前伸展，以使双腿合拢并沿一条直线调整归位。检查身体两侧是否平行地躺在脊柱两侧。如果身体倾向较强壮的一侧，则要调整较弱的一侧。保持头部正直。

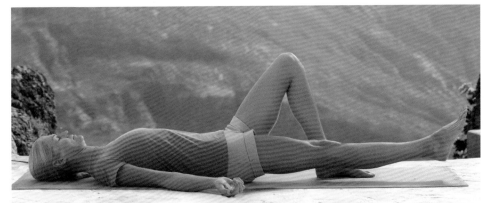

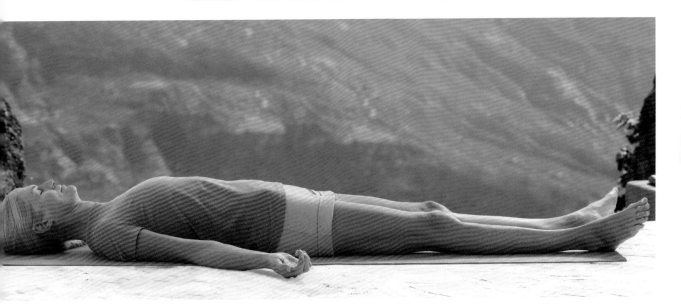

6 双脚放松地分开。双肩向下转动，放松双臂和双掌。所有的表情放松，同时身体的各个部分也都放松下来。放松10分钟或更长。睁开双眼，逐一抬起手臂落在身体上，弯曲双腿，同时双脚靠近臀部。转向右侧休息，然后坐起来。

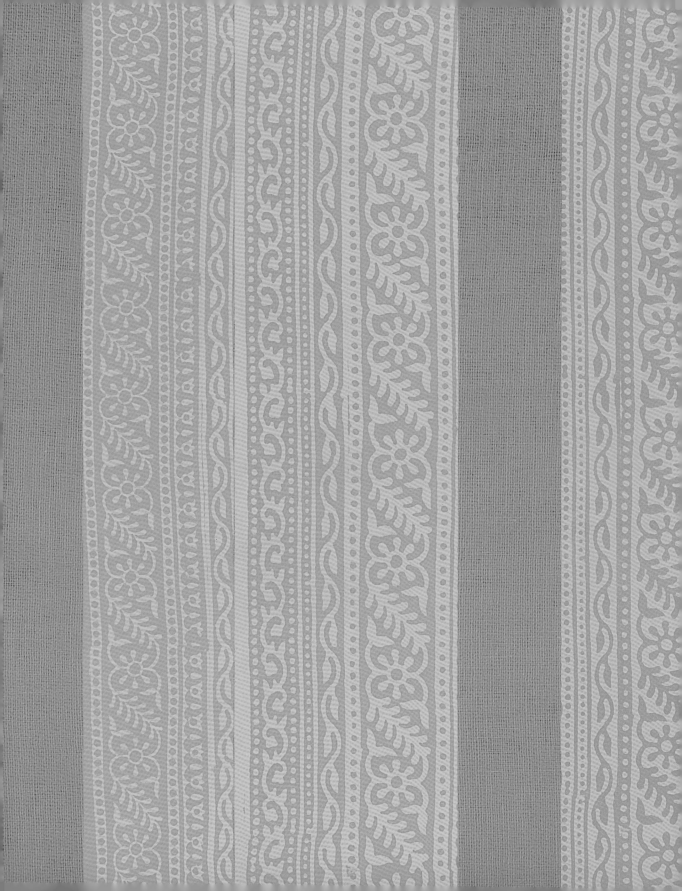

每日习练之光

瑜伽的定义

　　"我们的圣哲列举了人类发展的四条道路：知识（jñāna）、爱或奉献（bhakti）、行动（karma）以及瑜伽（yoga，意识的控制）。当这四条道路分别被冠以某某瑜伽时，由名字带来的麻烦和困惑就出现了。由于最后一个途径不可能被称为瑜伽瑜伽，瑜伽也因此被进一步细分，并被分别命名为智瑜伽（Jñāna yoga）、奉爱瑜伽（bhakti yoga）、业瑜伽（karma yoga）。"

　　因此，我们也有曼陀罗瑜伽（mantra yoga，虔诚祈祷的瑜伽）、拉亚瑜伽（laya yoga，爱和融于奉献对象的瑜伽）、哈他瑜伽（haṭha yoga，坚守戒律的瑜伽）和帝王瑜伽（rāja yoga）。如果人们仔细审视这些所谓的瑜伽分支，就会发现，这些方法的解释几乎相同，都是根据创始人的喜好选择的领域，强调主题的某一个方面。

　　人是智识（vidyā）、智力（buddhi）、情感、行动，以及坚定意志的产物。智识的位置在头部，情感的所在是心。双手和双脚是为了行动而存在。如果一个人在行为、爱（无欲望的情感生活）或者理智的追求当中都是纯净的，其根基便是瑜伽之路。瑜伽的编撰者帕坦伽利，并没有将他的论述称为"帝王瑜伽"（rāja yoga），但却枚举了八瓣瑜伽或称瑜伽八分支（aṣṭāṅga yoga）。第一枚花瓣是制戒或社会原则（yama）——超越了教义、地域起源、年龄和时代的伟大戒律，即非暴力（ahiṁsā）、诚实（satya）、不偷盗（asteya）、节制（brahmacarya）以及不贪婪（aparigraha）。第二枚花瓣是内制或自律原则（niyama），包括纯净（śauca）、满足（santoṣa）、热情或苦行（tapas）、自我研习（svādhyāya）以及敬奉神（Īśvara praṇidhāna）。第三枚花瓣是体式（āsana），带来身体的健康以及心的稳定与轻盈。第四枚花瓣是呼吸控制（prāṇāyāma），使身心做好达到专注的准备。在第五枚花瓣中，感官直接受控于心，即制感或收摄（pratyāhāra）。然后是第六枚花瓣，专注（dhāraṇā），即意识全然地集中于一点或一物。第七枚花瓣，冥想或称禅定（dhyāna），即不间断的专注之流。三摩地（samādhi）是第八枚花瓣，身体和感官就像在睡眠中一般静止，但心和理智是警醒的，就像清醒时一般，却又超越意识的范畴。

> "这些瑜伽的分支就像一棵巨大的杧果树，从一粒种子开始到生根，长出树干，然后树枝，从树枝发芽到长出树叶，树叶又以汁液的形式通过树皮将能量提供给整棵树，之后开出花朵，最终结出可口的果实。"

选自1977年9月，Bhavan杂志，"瑜伽的定义"。

> "我没有称之为艾扬格瑜伽，可其他人这样称，也许是方便的缘故。"

瑜伽的方法

问：其他的瑜伽练习和艾扬格瑜伽的练习有区别吗？

是的，那是由于我所带出的帕坦伽利的内在洞见，不仅在外在的表现上，而且是在身、心和自我的经验中。我的练习和教授中的重点，是来自帕坦伽利的引导，就是他有关专注力的渗透和智性的觉知从皮肤到真我以及从真我到皮肤的接触。第二点是，练习者的意识与身体、生理、精神、智性和灵性层的交织。随着时间的推移，我所建立的这种交织和具有渗透性的专注力逐渐扎根。

我想很多人并不知道如何在练习中连接身、心和灵魂。他们认为体式就像一种意动的活动，还说体式像任何其他体育锻炼一样有益身体。但他们却无法解释体式如何做到与智性连接，来点燃并约束意识，从而达到灵魂。体式不仅是以意动的活动为主，而且是由认知、精神、智性和灵魂各方面组成。因此，练习者在练习体式和呼吸控制时必须连接和协调身体所有的五鞘（见词汇表）。我认为这才是真正的瑜伽。鉴于我对体式和呼吸控制中的瑜伽哲学所作的精准描述和诠释，人们将其命名为"艾扬格瑜伽"（Iyengar yoga）。但我从未用我的名字命名过瑜伽。

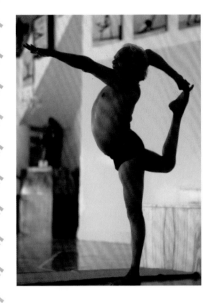

➔ ➔ ➔

古儒吉在舞王式中，演示了在瑜伽习练中保持智性的警醒、活跃和敏锐的重要性。

　　我们需要通过意识（citta）来训练"我"。小我或我（有渗透性的专注力）是针，智性是针眼，心念是线头。为了将线头穿过针眼，你用手把线捻尖，如果线是松的或粗的，就无法穿过针眼。所以，在穿针之前你会用水或口水将线沾湿、捻尖。在我们的身体中，神经系统、细胞系统、纤维、筋腱就如同针，皮肤纤维、肌肉纤维、骨骼纤维、神经纤维则是线。在线穿入针眼的瞬间，心念穿过针眼，智性与心念消失。同样，在体式练习中，心念的作用就如同尖的线头，它穿过智性并引导各纤维在正确的方向上缝合身体。

　　然后，由智性指引，心念消失了，或者说它跟随智性。智性是针眼，智性使针将整个身体编织成完美的衣服。编织者通过他的技能编织衣服。同样，意识如同编织者，巧妙地编织我们存在的纤维。我将这一切运用在所有的体式、呼吸控制，包括冥想当中。

选自"瑜伽——非凡的刺绣品"，1997年8月，Zippy Wiener在RIMYI图书馆的访谈。

"整理、系统化和编纂瑜伽的整体哲学
要归功于帕坦伽利。"

帕坦伽利和他的《瑜伽经》

"让我来告诉你们一些帕坦伽利的背景。据说，他出生在
大约公元前300年。没有人能说出确切日期，因为在印度，伟大
圣贤生活的时代只能根据相关语法在何时流行来推算……他没
有父母，根据印度神话，他是阿迪晒撒神（Ādiśeṣa）的道成
肉身。"

阿迪晒撒是伟大的蛇王，是毗湿奴神（Vishnu）的坐骑。据说有一次，
舞蹈之王湿婆神（Shiva）邀请毗湿奴神和其他神来观赏他闻名遐迩的舞
蹈"丹达瓦·尼尔提亚"（tāṇḍava nṛtya）。当湿婆神舞蹈时，毗湿奴神被
深深吸引了，他开始跟随湿婆神优雅的舞蹈节奏律动起来。毗湿奴神坐在伟
大的蛇王阿迪晒撒身上，神的重量压得这位伟大的蛇王无法呼吸，而且不断
加重的负担让蛇王气喘吁吁。而当舞蹈将至结束时，阿迪晒撒却觉得神的身
体开始变轻了。他对神体重的变化感到惊讶，于是问道："为什么会这样，
您在随着湿婆神跳舞时那么沉，可是一旦舞蹈要结束，您又变轻了呢？"
毗湿奴神回答道："当时我完全投入在他的舞动之中，我的神经和身体律动
着，就像我自己在舞蹈一般，这就是为什么你会有这种感觉。"看到毗湿奴
神如此被舞蹈深深打动，阿迪晒撒决定也要去学习舞蹈……他开始找寻一位
母亲，而这位母亲要既是瑜伽士也是苦修者（tapasvini，努力修习瑜伽同时
严格苦修的女性）……

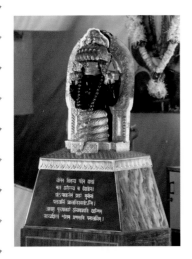

➜ ➜ ➜
在RIMYI，学生们会在上课前向主
厅中的帕坦伽利的塑像致敬。

后来，他找到了高妮卡（Gauṇika），她没有孩子，也已苦修多年。她正在向东升的旭日做拜日的祈祷……她取了些水作为敬奉，闭上眼睛进行祈祷，当她睁开眼睛要将水洒向太阳神的时候，突然看见在自己手掌心的水里有一条很小的蛇在游动。一开始她感到惊恐，说道："我取来的怎么是污水！"就在她说这句话时，小蛇即刻化身成了人形向她拜倒，并且乞求能够做她的儿子。高妮卡接受了他，并给他取名为帕坦伽利（Patañjali）。pata指降临，añjali指祈祷时双手合十。他也被认为是高妮卡的儿子。因此，帕坦伽利是指"在祈祷时降临在手掌中"……终于，帕坦伽利完成了他的首要责任——对语法书的注释。于是，他决定去学习舞蹈。他在学习舞蹈时，突然想到可以利用身体的各种移动来认识身体的功能。他运用对物质、元素及其特性的知识来研究身体系统。通过对外在和内在身体的研究，他提出了阿育吠陀（Āyurveda）系统，Āyuḥ是指生命，veda是指知识，因此阿育吠陀是生命的知识。最终，他编纂了瑜伽的警句格言集——《瑜伽经》。

选自"帕坦伽利瑜伽经的精华"，《八瓣瑜伽之花环》第1卷，第200～202页。

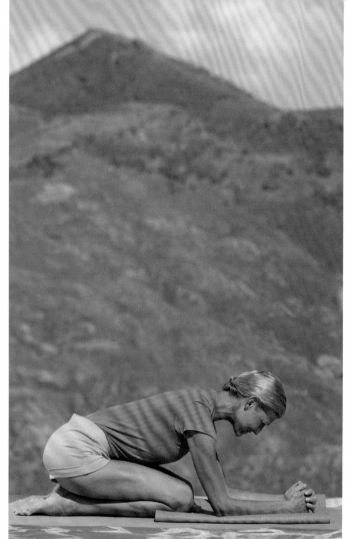

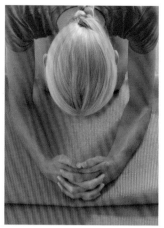

手臂的位置（俯视图）

1 注意事项：这个体式最好跟随有经验的艾扬格体系的瑜伽老师学习。跪在四折的瑜伽垫前端，双肘放到垫子上，与肩同宽，肘尖正对双膝。手指相交以使双掌成杯状，然后将前臂和手腕如图所示的位置放好（见上图）。

头倒立 Salamba Sirsasana

"如果从头的中心到脚的中心画一条线的话，这条从头顶到足弓的唯一连接线就是智性。这条线的两端——头顶的正中和足弓的正中，如同地球的南极和北极，它们在头倒立中必须是均衡的平衡，这是头倒立的灵性或神密之源所在。"

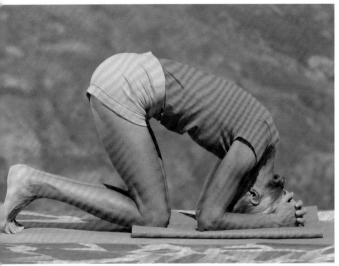

2 将头顶放到垫子上，头部的后侧碰触到成杯状的双掌。只有头顶放在垫子上。

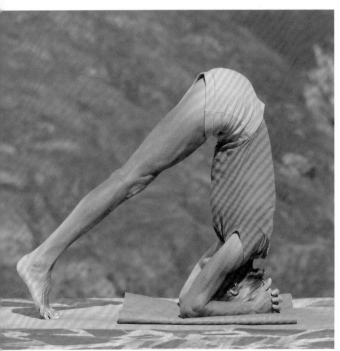

3 双臂向下压，上提双肩，抬起双膝，伸直双腿，脊柱向上伸展。上提到脚尖着地，然后双脚朝头的方向走，直到你的身体（从头部到腰的后侧）与地面垂直。保持双肩向上提，这样你的背部脊柱就不会掉下来。

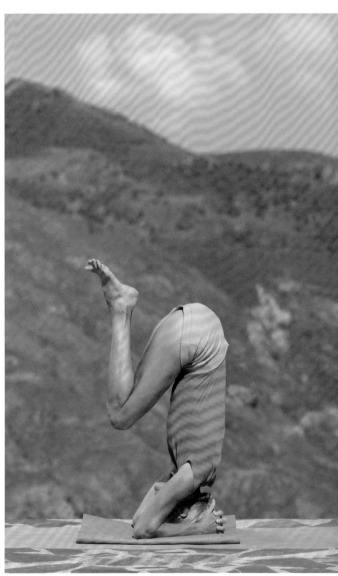

4 呼气，弯曲双膝，双脚同时以一种平稳的弓形运动向上抬离地板。

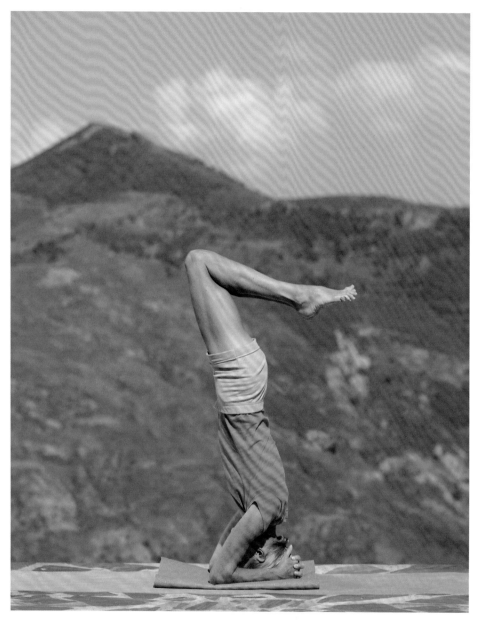

5 慢慢地上提双膝，直到它们直指上方。试着保持两个脚跟贴近臀部。当大腿竖直时，保持在这个位置几次呼吸。

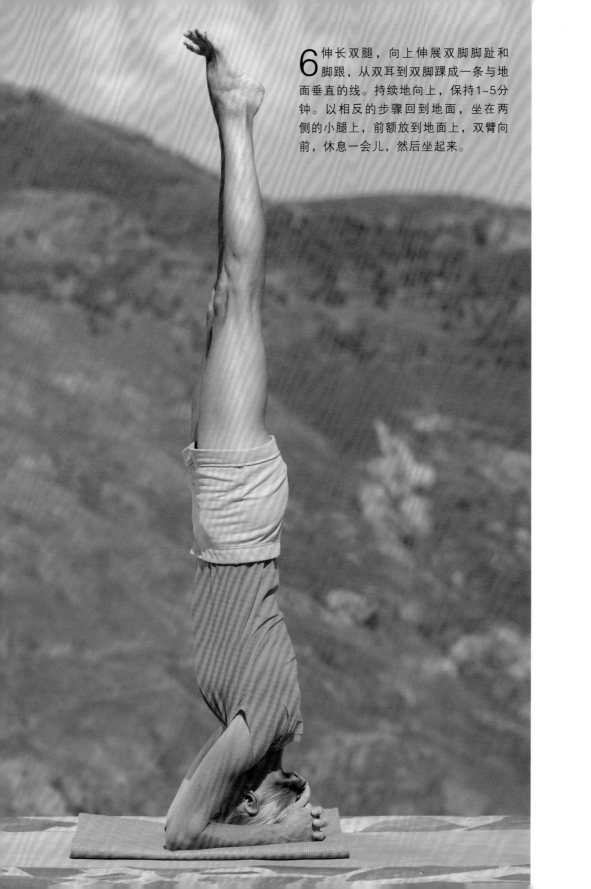

6 伸长双腿，向上伸展双脚脚趾和脚跟，从双耳到双脚踝成一条与地面垂直的线。持续地向上，保持1~5分钟。以相反的步骤回到地面，坐在两侧的小腿上，前额放到地面上，双臂向前，休息一会儿，然后坐起来。

"练习瑜伽没有年龄、地域的限制，性别和健康程度的差异也不是障碍。"

瑜伽适用于所有人

"在瑜伽中，成功所必备的是快乐、毅力、勇气、对于所遵循技术的正确知识、对于个人习性的节制以及对于瑜伽练习的信念。如此，圣人所枚举的瑜伽习练效果才会随之出现：美丽与力量、语言与表达的清晰、神经的镇静、消化能力的增强以及在满面微笑时所显露的快乐性情。"

问：您建议那些遵循您方法的追随者如何制订自己的定期体式练习计划？

20世纪60年代，在撰写《瑜伽之光》这本书时，我概述了一个300周（超过5年）的课程。当时我是根据自己的练习和投入程度来衡量学习所需的时间，但我没有考虑到大多数的练习者。我不认为遵循我方法的人们，会像我一样每天投入10个小时练习，但正是那样的练习强度才让我达到了那个程度。现在，作为一个成熟的男人，我意识到我应该将课程划分为900周，至少需要那么长时间来达到对体式控制的标准。

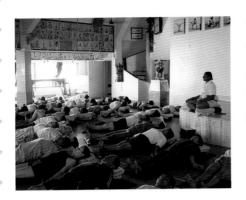

➤　➤　➤
吉塔·艾扬格在RIMYI的主习练大厅教授课程。不同年龄和背景、不同性别和健康状况的学生在一起练习。

　　实际上，瑜伽习练并没有一定之规，只有练习者才需要建立他自己的体式序列以保持节奏和令人舒畅的感觉。很多的瑜伽书并没有给出健康的练习序列。我书中所给出的练习序列，为他们的练习提供了保护。我在《瑜伽之光》中尝试给出体式练习序列的同时，也在我的《调息之光》中给出了呼吸控制法练习的循序渐进方法。

问：大多数人每周做一次瑜伽。您如何评价这样的瑜伽练习方式？

　　聊胜于无。如今的人们无法找到足够的时间来练习。如果他们在老师的指导下每周练习一次，正确的思想会印刻在他们心里，也会有好的效果。这种效应将会在他们的整个人体系统中持续两到三天，然后开始消退。如果人们每周一次到老师那里学习正确的习练方法，之后每周在家练习两到三次，消退就不会发生。如果一个人每天练习，那么他的人体系统功能将会增强，大脑的清晰度也会提升，同时他还可以更好地保持身与心的均衡。

选自"拯救之路"，Bhavan杂志，1973年12月9日。
问题1 选自"瑜伽的智性"，Conchita Labarta 1997年10月在马德里，1998年1月Mas Alla de la Ciencia的访谈。
问题2 选自"古儒吉，就是一个家庭中的男人"，Pauline Dowling在1981年11月的访谈，《今日健康》。

"如果身体是柔软的，心就要拮抗并变得坚强，这样才能完成体式。"

柔软的身体与僵硬的身体

问：您能否讲讲柔软的身体与僵硬的身体有什么区别？

很多人看到体式的图片会以为，只要身体柔软就可以完成那些体式。但是人们应当明白，通常柔软的身体缺乏敏锐度，因此并不能给大脑或心任何反馈。尽管柔软的身体不会体验那些带给神经重负，引发疲劳、躁动、头痛或沉重感的疼痛，但是它们会耗尽能量。细胞非但不会接受能量，反而被紧缩，这也许会成为疾病的隐患。一个柔软的身体在完成体式时，不会触发智性去思考什么是错的，什么是对的。与此相反，一个僵硬的身体有拮抗力、作用力和反作用力，而这些触发了智性以正确的视角去研究体式。在柔软的身体上，没有作用力、反作用力以及拮抗力来提示智性的思考和情绪的稳定。柔软的身体能轻易地做出体式，而没有任何内在的拮抗力或反应。如果一个人怀孕，肚子却没有反应，人们就会害怕孩子这么安静是不是已经死了。同样，做体式却没有拮抗力，就如同体式没有了生命，像死于腹中的胎儿一般。

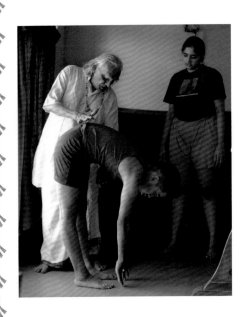

→　→　→

古儒吉在RIMYI的医疗课上调整一位身体不太柔软的学生，他的孙女阿碧加塔·室利达尔（Abhijata Sridhar）在一旁观察。

提炼你的经验

假如你逐字逐句地记住了一首诗却不懂得它的含义，那它对你来说又有什么意义呢？从你开始领会诗歌奥义的那一刻起，你才开始欣赏这首诗。这种欣赏是互动的。你开始思忖这首诗，同时这种思忖也反映了你的新思想。

同样，在做体式或处于体式当中时，在身与心、心与智之间也应当互动。身体可能在动作，但心必须要有所回应。智性应当思考身与心的互动……否则身体自顾自行动，却不传递任何信息给心或智性。这就没法敞开智性之门，向内渗透或向外贯穿体式的圆满了。

选自"在美国播下瑜伽练习的种子"，1992年由劳里·布莱克尼（Laurie Blakeney）、罗斯·理查森（Rose Richardson）、苏·萨兰纽克（Sue Salaniuk）和托尼·富和曼（Toni Fuhrman）采访。1933年由Ann Arbor 在美国密歇根州之瑜伽大会上，《瑜伽93》上刊登。

半月式 Ardha Chandrasana

"练习瑜伽对于身体平衡、生理平衡、心理平衡、智性平衡和灵魂平衡各方面均有益处……"

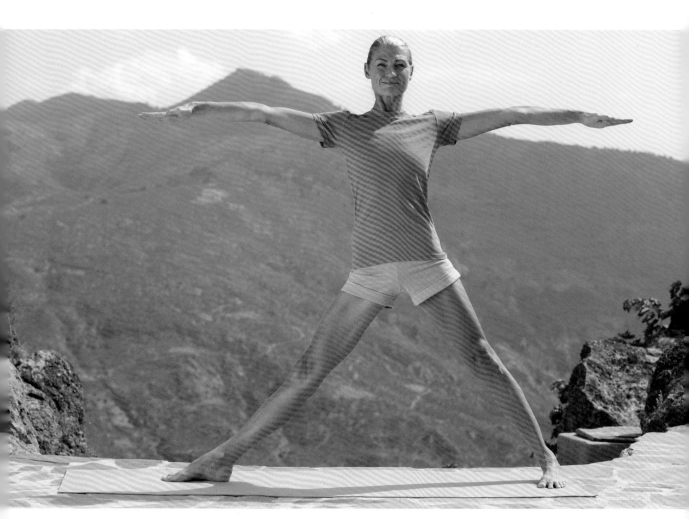

1 以山式站立，跳开进入手脚伸展式（见第108~109页）。然后左脚略微向内转，右腿和右脚向右转90度。保持双臂外展，眼睛看向前方，打开胸廓。

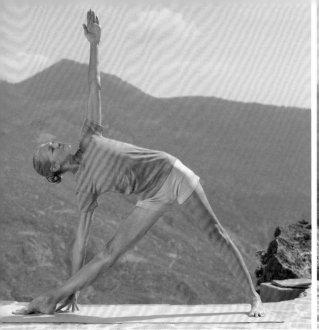

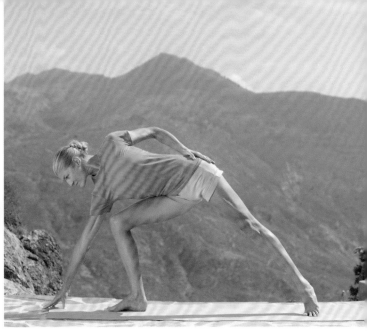

2 呼气，躯干向右侧横向伸展，进入三角伸展式（见第30~31页）。

3 呼气，弯曲右膝，左脚向内走一小步，将右手放到右脚前方约30厘米的位置，与右脚在一条直线上。左手放在左臀上，眼睛看向右手的前方。

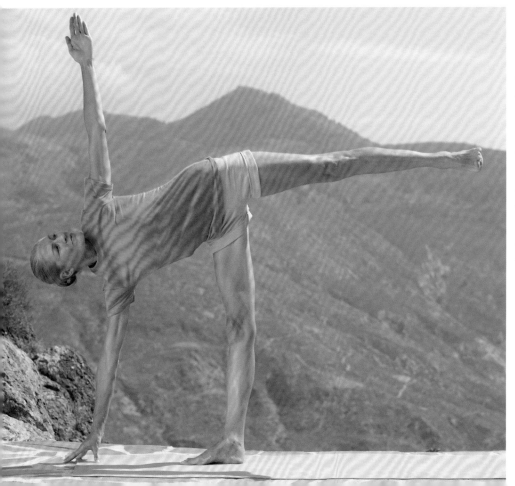

4 一个呼气，保持左腿伸直并抬起左腿，同时伸直右腿。延展左臂与双肩成一条直线。眼睛看向前方或者转头看向上方。在这里保持20~30秒，均匀地呼吸。吸气，弯曲右腿，将左脚放回到地板上。以相反的步骤回到手脚伸展式，然后在另一侧重复这个体式，以山式结束。

女性瑜伽

"神平等地创造了男人和女人，也同样创造了瑜伽。瑜伽亦不会因性别、肤色或阶级的不同而区别、回避或排除任何人。很早以前，女人就拥有所有练习瑜伽的权利和机会以达到灵性的开悟。她们被公认拥有一切权利，通过业道（karma）、智道（jñāna）、虔道（bhakti）和瑜伽道（yoga）这四条道路来练习并体会灵魂的达成。那些女瑜伽士（yogini）的名字可以在诸如《奥义书》（*the Upaniṣad*）和《往事书》（*the Purāṇa*）或过去的传说、人物故事中找到。"

男人和女人有相同的思想波动以及表现、疾病、悲痛和障碍。只是由于他们与生俱来自然的性情（svabhāva）不同，才会使得两性在方式上有所差别。虽然男人女人生来就被赋予了理智和情感，男人的理性会纵向发展，充斥着骄傲和自我；而女人的智力则横向发展，充满悲悯与同情。如果说女人具有本能和直觉的天赋，也可以说男人善用分析的头脑。如果说女人天生就具有情感的智力和虔信的品质，也可以说男人天性就具有理智的审慎。男人通常不顾自己的情绪感受，尝试通过智慧来驾驭情感的变化，这通常表现在"我"（"我"决定、"我"知道）的自傲当中，而非客观地运用理性和逻辑（tarka）。然而女人，却会本能地运用她们的情感智慧来驾驭情感的剧变。

瑜伽同时帮助男人和女人去发展头脑的智性和心的智性，引导他们不仅在家庭，也在社区和社会中保持生活的和睦、平衡与和谐。

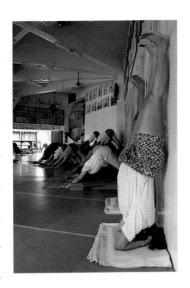

→ → →

图为在RIMYI，一堂专为孕妇开设的课程，学生在练习很有帮助的姿势——头倒立（前景）和下犬式（背景）。

孕期瑜伽

　　孕期的女性通常会害怕练习瑜伽或者在练习时会感到紧张。她们觉得在怀孕时练习头倒立简直令人难以想象。我可以向她们保证，这些体式对她们非常有益。日常体式和呼吸控制法的练习在孕期非但有必要，还应当有规律地习练。这样，她们既能保持身心健康，又能为腹中的胎儿创造美好而吉祥的业（saṅskāra）。在怀孕的时候练习瑜伽能够帮助孕妇在身体内部建立与胎儿的联结感，当母亲精神轻松并保有健康的身体时，胎儿也沐浴在健康、宁静而纯洁的祥和心念之中。孕妇的消化、循环、排泄系统功能良好运行的同时，腺体系统在其荷尔蒙作用下也经历着重大的变化。除了这些益处之外，练习瑜伽还将帮助她远离疾病和感染，并通过完美的免疫系统帮助她保持良好的卫生与健康，从而让她做好心理准备，在毫无压力、紧张、不安、恐惧或忧虑的情况下轻松生产。

选自"瑜伽——女人生命的救世主"，《八瓣瑜伽之花环》第8卷，第354 – 382页。

船式 Paripurna Navasana

　　"作为初学者，我们不可避免地希望充满能量和动能，或者说能够快速穿过水面，所以我们勤加练习……那里水流湍急。我们觉醒到此处会将我们引向不执（vairāgya）的境地……那里水流缓慢，却潜藏暗礁，所以我们必须加倍警惕。这都应了帕坦伽利《瑜伽经》（II.47）所说的：'过分努力便是停止努力。'在这个时刻，舵手的手虽然轻松地搁在船舵上，但他目光如炬，始终保持警惕。"

2 呼气，躯干稍稍向后倾斜同时将双腿抬到60度（保持双腿伸直，膝部收紧）。双掌下压，脊柱从根部上提，保持胸廓向上。

1 以手杖式坐立（见第14~15页），手指指向双脚。

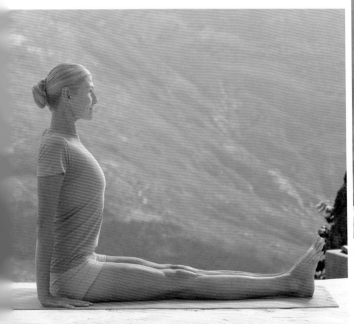

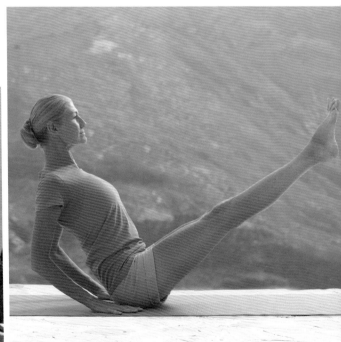

3 双臂上抬至与肩同高，向前伸展手臂与地板平行，掌心相对。伸展双腿和延展脊柱，上提胸廓，眼睛看向双脚。在这里保持20~30秒（不要憋气）。呼气，放下双手和双脚，回到手杖式，然后躺下来休息。

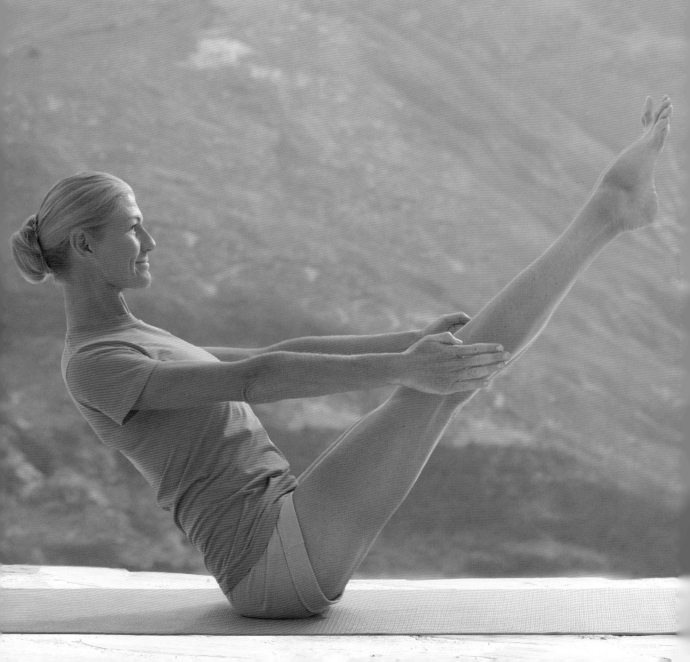

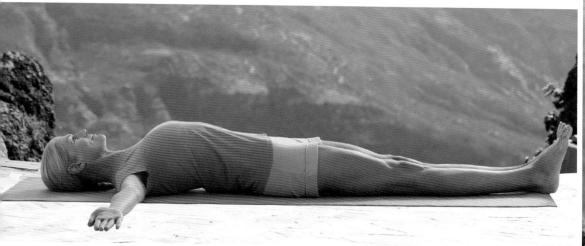

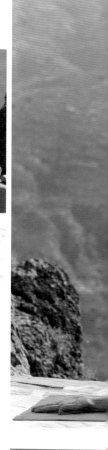

1 仰卧，双腿伸展且并拢。双臂向两侧伸展，与双肩在一条直线上，两掌心向上。确认身体的中心线是直的，并与双臂成十字。

腹部扭转式
Jathara Parivartanasana

"瑜伽是一种内在的沐浴。血液冲洗了我们的身体内部。要这么做，血液必须极好地循环，而且持续不断，甚至是有力或强健的。想象一下瀑布，它能产生多大的能量。通过练习瑜伽，我们必须在我们的血液里产生能量来滋养身体的每一个部分。这样细胞就会感觉舒适和自由，并传送出这样的信息：'我很快乐。'"

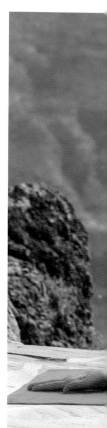

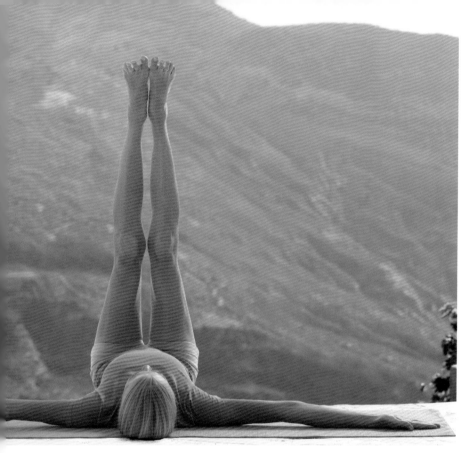

2 呼气，双腿并拢向上抬起，保持双膝稳定，直到它们与地板垂直。两侧大脚趾略微转向右侧。

3 呼气，双腿向右手的方向放低。保持双脚并拢，双膝绷紧。左肩向下压，保持腰部区域紧贴地板。腹部转向左侧，保持肚脐在中心的位置。保持在这里20秒钟（不要屏息）。吸气，双腿抬起回到正中。两侧大脚趾转向左侧，在左侧重复这个体式。双腿放低，放松下来。

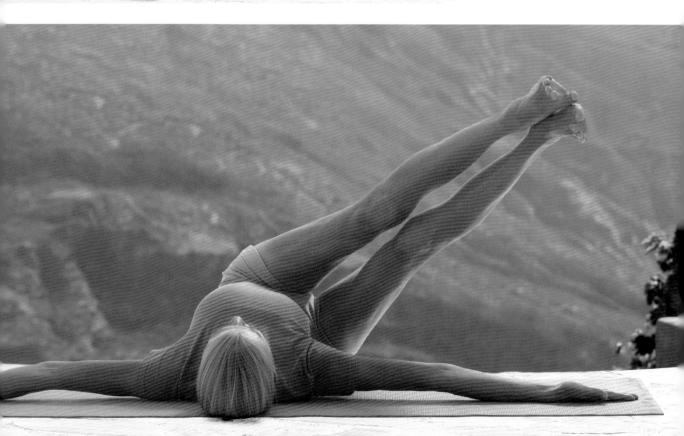

祈愿祷文

"我要求你们在开始课程时，吟诵帕坦伽利祈愿祷文。你如果不会用梵文吟诵，可以吟诵翻译好的祷文。这样，我们在练习时可以祈请他的临在。我们为了一个简单的原因进行吟诵，那就是'在瑜伽中，我们视帕坦伽利为我们的古儒'。这位伟大的圣人赋予我们正确讲演所需的语法、健康所需的医药以及修心所需的瑜伽。当我们处于瑜伽练习中时，我们应当想起他，并向他表达我们诚挚的敬意，这样我们的心就能够被导向他的著作所指引的良好思想。"

帕坦伽利祈祷文

"Yogena cittasya padena vācām
Malaṁ Śarīrasya ca vaidyakena
Yopākarottaṁ pravaraṁ munīnāṁ
Patañjaliṁ prāñjalirānatósmi
Ābāhu puruṣākāraṁ
Śaṅkha cakrāsi dhāriṇam
Sahasra śirasaṁ śvetaṁ
praṇamāmi Patañjalim."

"我向尊贵的圣哲——帕坦伽利俯首鞠躬致敬，
他给予我们瑜伽使内心宁静，
给予我们语法使语言纯净，
给予我们医药使身体健康。
我俯首礼拜帕坦伽利。
他的上半身具有人形，
他的手臂持有海螺和圆盘，
千头蛇王为他加冕。
哦，Ādiśeṣa神的化身，我向您致敬。"

问：您能稍加详细地阐述海螺、圆盘、蛇和人形躯干每个象征物的寓意吗？

海螺可以被吹响，所以它代表对于任何危险的一种警告，比如邪恶的灵魂或疾病入侵时。圆盘表明人类可以摧毁邪念的思想、邪恶的灵魂或疾病。Asī意指剑。帕坦伽利一手持知识之剑消除无知，一手降福于瑜伽习练者。在另一个面向上，他双手合十，"安塔拉特曼（Antarātman）之座"即向神致敬，象征着通过瑜伽人类能够抵达神。

问：那么蛇呢？

你们知道是蛇在执掌着大地，它是宇宙的保护者。《哈他瑜伽之光》第三章第一节中讲到"蛇王（安娜塔，Ananta）支撑着大地及其上的群山和森林"，同样地，昆达里尼——蛇王的能量，是所有瑜伽练习的主要支撑……从早期文明开始，几乎所有的宗教都崇拜蛇神。每一部神话都有类似的蛇崇拜。人们相信蛇并不会死去，只要褪去表皮之后就能重获新生，蛇的不朽就具有了象征意义。蛇这种永生的特性被认为是安娜塔，即永不终结。蛇是永恒、丰饶和重生的象征，也是智慧的象征。蛇被用来描述人类善行或恶行，不是吗？所有的宗教都说，我们要克服情绪的剧变，比如欲望、贪婪、愤怒、恶念等。蛇是有毒的，但它的毒液也是药物。同样，愤怒、欲望等都是有毒的，我们必须转换我们的天性，发展出相反的品质，诸如平静、控制或节欲、爱、满足等。

问：那么第四个象征——人形躯干呢？

你们一定听过帕坦伽利出生的故事吧。他就像一个蠕虫化身成了人形，而他的母亲高妮卡是个处女，就像圣母玛利亚。这表明了进化的过程，人类是怎样从微小的生物进化而来的呢？这个过程是智性的发展和扩展。这人形的头是对瑜伽精髓的阐释。

选自"瑜伽智慧之珠"，《八瓣瑜伽之花环》第1卷，第234~235页。
问题来自"向帕坦伽利致敬"，1991年春/夏，Bonnie Anthony访谈，首次刊登在对南加州的B.K.S.艾扬格协会的时事报道中。

> *"每个体式都姿态优美、高贵大方、赐予我们力量，让练习者既像钻石一般坚固，又像花朵一般柔软。"*

关于体式

"Āsana既指座位也指姿势。Āsana这个词来自词根āsa，是指坐着或者躺下。它指的是呈现并保持一个兼有描述和定义的特定姿势。它同样也指存在、当下、存在于和持续停留。"

Āsana是一种状态，在这种状态中，一个人调整并保持在一个特定姿势或形态，或者塑造并重塑姿势或形态，通过研习（svādhyāya）以求获得一个正确构架。为摆出姿势调整身体的位置就是动作，重新摆出姿势是指反思性动作（reflective action）。所以，在做动作之后，一个人必须观察、重新思考并反思身体哪些部分参与了动作，哪些部分没有参与。同样地，一个人必须观察心意贯穿了身体的哪些部分，没有贯穿哪些部分。还有，一个人必须察看身体的伸展、扩张和收缩，并觉察在伸展、扩张和收缩中，心意和智性是否同时均衡地占据了整个身体。这就是反思性地重摆姿势。在做一

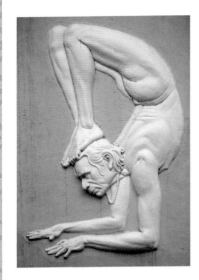

> > >

RIMYI的外墙雕塑。古儒吉建议："这些图片就是给你们去看和观察的，你们要从中明白它们的深度。它们是于人体框架中运用建筑学元素的原形图符。"

"需要不断地研习和尝试，才能将肢体训练并调适到符合每一个姿势的正确构架。"

个体式时，动作、反思和反作用使练习者敏锐和精准地重新调整其智性，让智性从头到尾遍布周身。如果一个人学着连同真我一起，均衡地向身体所有部分延展智性的敏锐度，那么体式也就转化成了沉思或冥想的体式。在所有体式中达到终极描述和明确的状态，应当是每个练习者的目标。这样他的练习就成了神圣的练习。

选自"关于阿斯汤加瑜伽——体式"，《八瓣瑜伽之花环》第7卷，第101~102页。

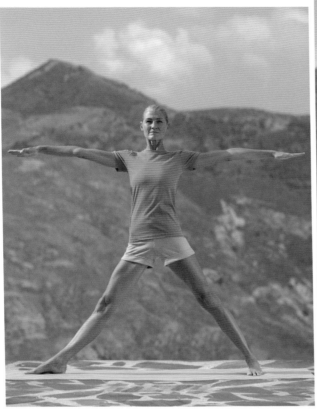

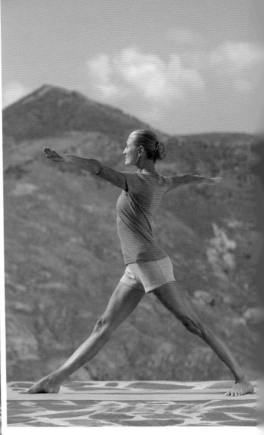

1 以山式站立，跳开进入手脚伸展式（见第108~109页），左腿和左脚向内转60度，右腿和右脚向右转90度。保持双臂向外伸展，眼睛看向前方，打开胸廓。

2 呼气，整个躯干转向右侧，左侧向前、右侧向后，保持双臂和双腿伸直并延展。

扭转三角伸展式 Parivrtta Trikonasana

　　"雕琢身体的宝石，如同一颗完美切割的钻石。通过在关节、肌肉和皮肤中创造出空间，让身体的精微结构与体式丝丝入扣。这有助于感官知觉去认知动念。这种行动器官和感官知觉的结合，带来了反思，同时主观理解也开始迅速重新调整。于是，人们便开始行动、反应、反思、重新调整、校正并做到最好……"

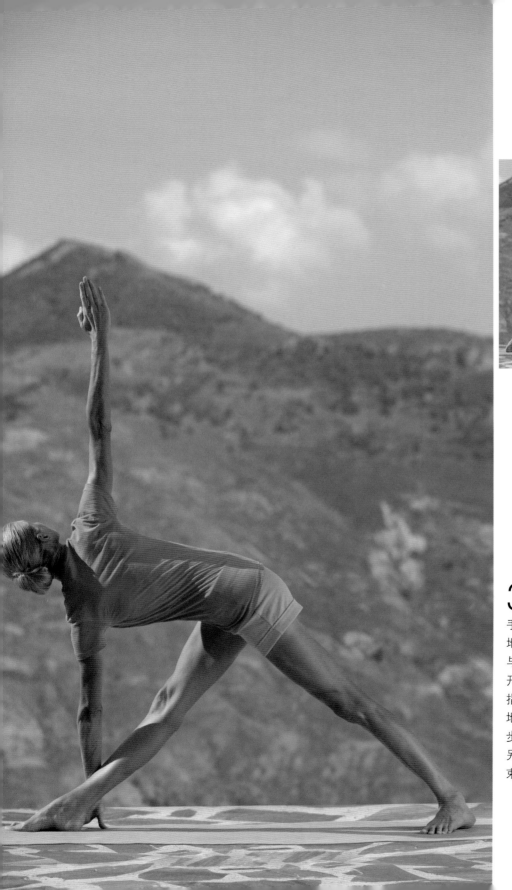

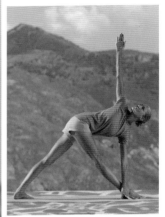

后 视 图

3 呼气，将躯干左侧带向右脚的方向，将左手放到靠近右脚外沿的地板上。向上伸展右臂，与双肩在一条直线上。打开胸廓，眼睛看向右大拇指，保持20~30秒，均匀地呼吸。吸气，以相反的步骤回到手脚伸展式，在另一侧重复这个体式，结束时回到山式站立。

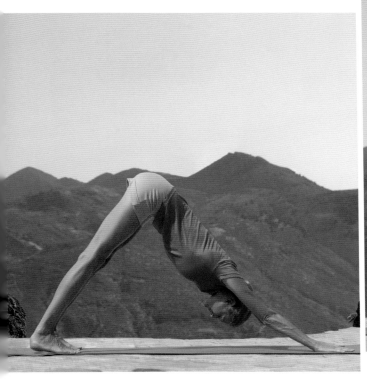

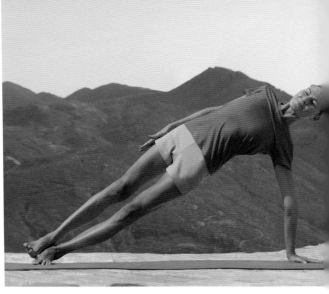

1 注意事项：这个体式不适合初学者。以下犬式开始（见第104~105页）。

2 整个身体和左脚横转向左侧，左大脚趾向下伸展。右脚平衡地放置于左脚上。上侧手臂沿身体右侧放下，头部与脊柱保持在一条直线上。

向圣哲婆撒致敬式 Vasisthasana

"觉察和日常的练习不仅培养并保持身体细胞的健康，也能够在其中发展出清晰与纯净的智性和记忆力，使思想纯洁无染以与真我更为贴近。带着反思和沉静的专注练习体式，能引导练习者稳定地保有正确的态度、端正的姿态，并使其充满魅力、鲜活与灵动。"

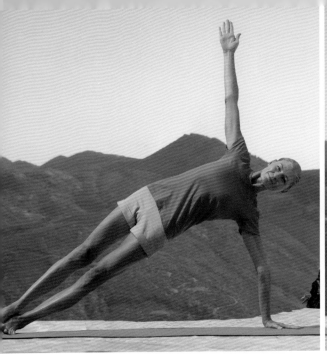

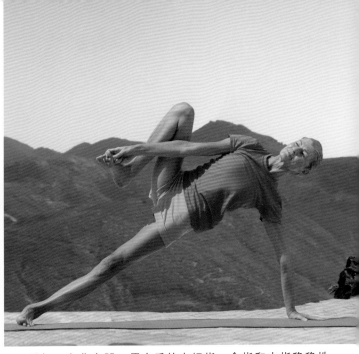

3 下侧手臂向上提，上侧手臂向上伸展。保持双腿和双臂伸直，上提胸廓。

4 呼气，弯曲右腿，用右手的大拇指、食指和中指稳稳地勾住大脚趾。

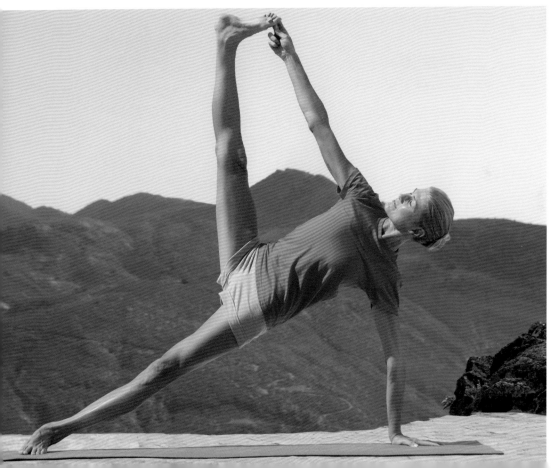

5 上提右臂和右腿，眼睛看向右脚的方向。保持20~30秒，均匀地呼吸。松开大脚趾，放下手臂和腿，然后回到下犬式。在另一侧重复这个体式，以下犬式结束。

"错误的体式呈现，拉离了智性、意识与核心的位置。"

体式中的调整归位

问：您所教授的调整归位理论是什么？

完美的身、心与真我的调整归位。如果我的智性在头部，那么智性也应该在身体的其他部分，比如在我的脚趾……让我来给你解释一下我的练习方法。我的方法是让我的智性瞬间伸展并扩展到身体的每一处。如果我的智性停滞于一处，我立刻调整好让它均匀地遍布各处。这就意味着当我做体式或呼吸控制法练习时，我允许智性流动到身体的每一个部分，这样我就知道并明白，练习要传达给我们的是再研习并调整气（prāna）或能量使其均匀地流动。这就是我经由专注和研习所学习到的方法。同时，我发展出了一套循序渐进的序列方法。如果我的智性在这里伸展——在一个手指上，却没有伸展到另一只手的手指上，我就必须去思考并找出方法让智性也流向另一只手的相同区域。经年的练习赋予我一种瞬间的直觉，能立即观察到自己在体式、呼吸控制法和冥想练习中哪怕是最细微的不均衡。

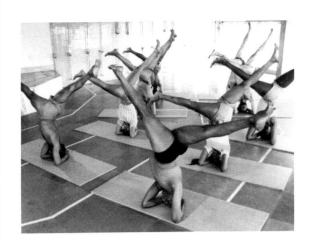

当教授单腿扭转头倒立时，古儒吉演示身体的右侧和左侧之间必须并如何相互对话。

观察调整归位

　　我观察我的右侧、左侧。我观察我是否居于正中。在做任何体式时，我都均衡地对待我身体所有的十个方向——东、西、南、北、东北、西北、东南、西南、上方、下方。我将能量（prāṇa）遍布身体所有的十个方向，并让觉知（prajñā）同能量一起均匀流动。我使真我在每一个体式中遨游，甚至遍布距离我身体中心（真我）最遥远的部分。我在身体的所有方向建筑堤坝，让真我在每个体式中栖息于他的居所，无物进出，没有干扰。我让我的身体如同山洞，我独处其中，充满生机。

选自"瑜伽的力量"，1984年4月，罗杰·拉兹（Roger Raziel）在巴黎的访谈。首版于1984年7月，《世界报》（Le Monde Inconnu）。1991年5月刊登于维多利亚《实时通讯》。
选自"什么是Sthira Sukham Asnam？"，2007年Hanumān Jayanti day在浦那的谈话。

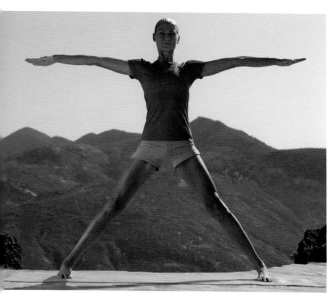

1 以手脚伸展式（见第108~109页）开始。

战士第一式
Virabhadrasana I

"是你的身体在伸展，还是智性在你手臂里伸展？是什么在伸展？你可能在身体层面伸展了手臂，但你是否意识到其他区域或手臂的其他肌肉也在均衡协作？在伸展里面是否有平静？你的心与手臂一起提起来了吗？你的心到达那里了吗？"

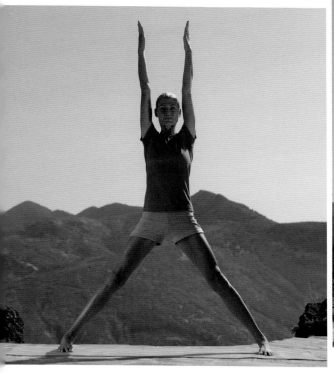

2 双掌转向上方，吸气，双臂上抬举过头顶，双肘伸直，掌心相对。

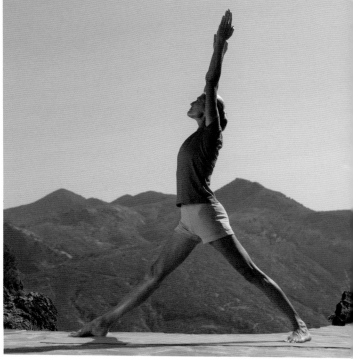

3 左腿和左脚向内转60度，右脚和右腿向右转90度。吸气，整个躯干转向右侧。保持手臂延展，上提胸廓。

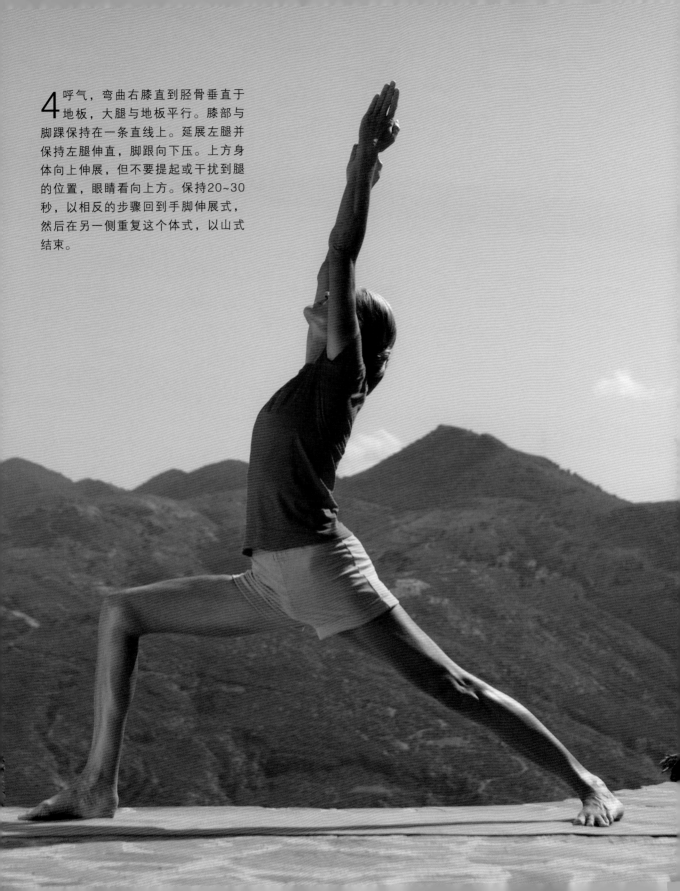

4 呼气，弯曲右膝直到胫骨垂直于
地板，大腿与地板平行。膝部与
脚踝保持在一条直线上。延展左腿并
保持左腿伸直，脚跟向下压。上方身
体向上伸展，但不要提起或干扰到腿
的位置，眼睛看向上方。保持20~30
秒，以相反的步骤回到手脚伸展式，
然后在另一侧重复这个体式，以山式
结束。

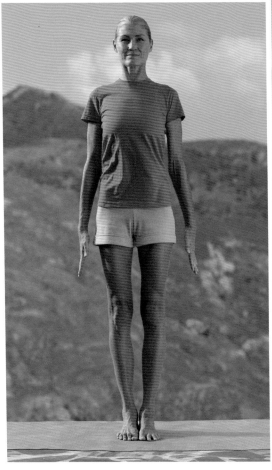

1 以山式站立（见第26~27页）。

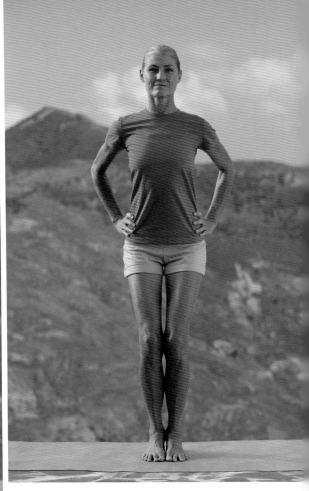

2 双手放在髋部，弯曲双膝。保持尾骨向内。

鹰式 Garudasana

"为了几何学上的调整，我们必须衡量体式的维度以便更恰当地契合体式。每一个体式在它自身的习练方法里，都有其高度、长度、宽度和周长特定的测量要求，也有特定的移动方向，以及需要恰当跟随的身体动作。我们必须分析和理解每一个体式真正准确的姿势或形态，这样才能恰当地表达和展示体式。"

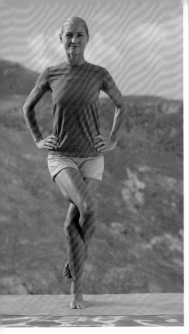

3 右大腿和右膝交叉于左侧之上，右胫骨于左小腿之后。右大脚趾紧压左小腿。

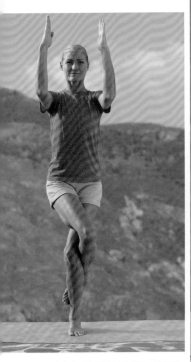

4 以左腿保持平衡，双臂向上举到胸廓的高度，弯曲双肘，两掌心相对。

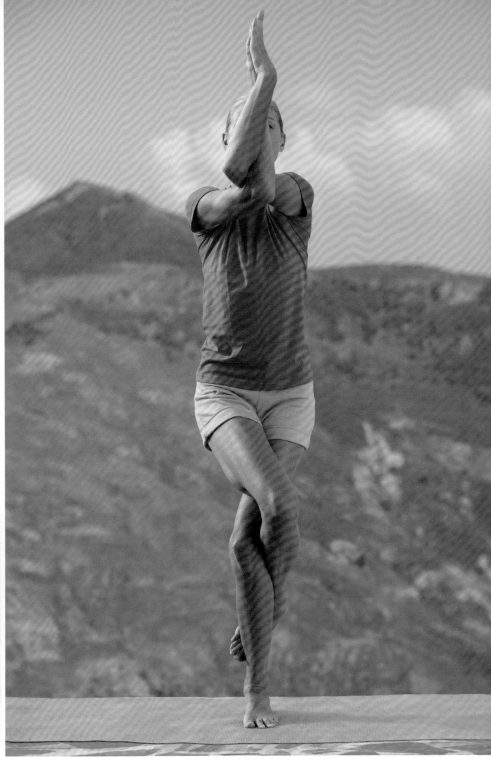

5 左肘放到右肘上面，放到肘窝里。左前臂环绕右前臂，并将掌心并拢到一起。在这里保持20秒，均匀地呼吸。松开双臂和双腿，回到山式站立。在另一侧重复这个体式，以山式结束。

"无论做任何体式，都要确保让智性
照亮你身体的每一个部分。"

智性之线

"你们都知道孩子们玩的风筝。各式各样的风筝，每种
都有不同的形状、设计，还有线，放风筝的人也各不相同。当
观察孩子们放风筝时，瑜伽士学习到像风筝一样运用身体。我
们有上百块肌肉和关节、上千条纤维、成百万上亿的细胞，因
此，我们可以将身体比作一个风筝。"

隐藏于内在的真我放着风筝。如果没有风，风筝就不能飞。孩子们为了
让风筝飞起来，就拖着线跑动，并且前后拉拽着，直到风筝能迎风飞翔；同
样地，我以智性为线，让肌肉正确工作，并且随着节奏均衡地移动。就身体
而言，小腿或大腿肌肉、铰链关节、脚踝或脚跟都像是不同的风筝。为了控
制这些像风筝一样的不同的肌肉和结构，智性之线由持有者——真我掌握，
控制并驱动着纤维、组织、关节和肌肉的移动。

如果生理的身体是风筝，那么智性就是线，真我则是提线的人。为了调
整身体每一处肌肉、关节和纤维。真我必须提着线，牵引智性好让身体各个
部位都达到一个整体的稳定状态，就像风筝尽管高翔在天，却仍然保持稳定
一样。

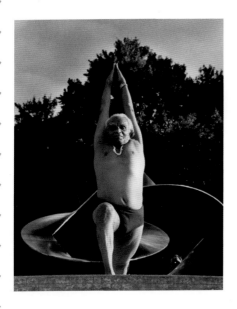

→　→　→

体式时，比如战士第一式，古儒吉通过智性的能量将外层（身体）与内在核心（真我）进行连接。

"以智性为线，紧紧拽着身体的各个部分（风筝），这样提线者（真我）感觉与智性（线）合而为一，就像风筝、线和真我合为一体。"

选自B.K.S.艾扬格大师79岁生日庆典的启示，1997年12月，浦那，RIMYI。

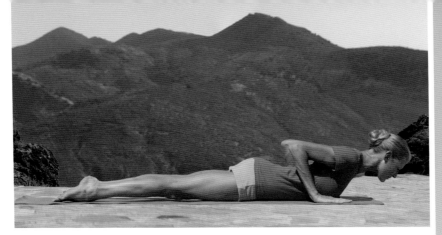

1 脸朝下俯卧，双腿分开与髋同宽。脚背放在地板上，脚趾指向后方。双掌放到胸部两侧，指尖朝前。

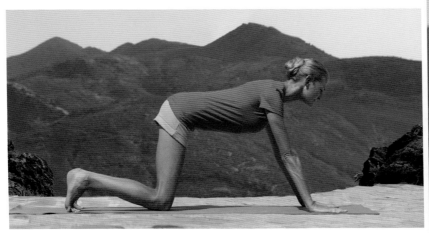

2 脚趾转向双膝方向，双手向下压，伸直双臂到跪姿。打开胸廓。

下犬式 Adho Mukha Svanasana

"当你将双掌放到地板上来到下犬式时，你应当发现能量在哪里呈现，在哪里缺失；生命力在哪里是活跃或过于活跃的，在哪里又是消极和怠惰的。"

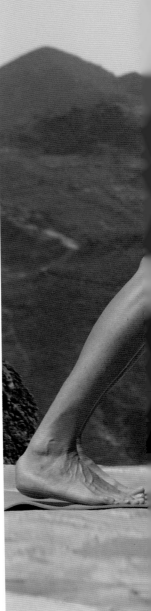

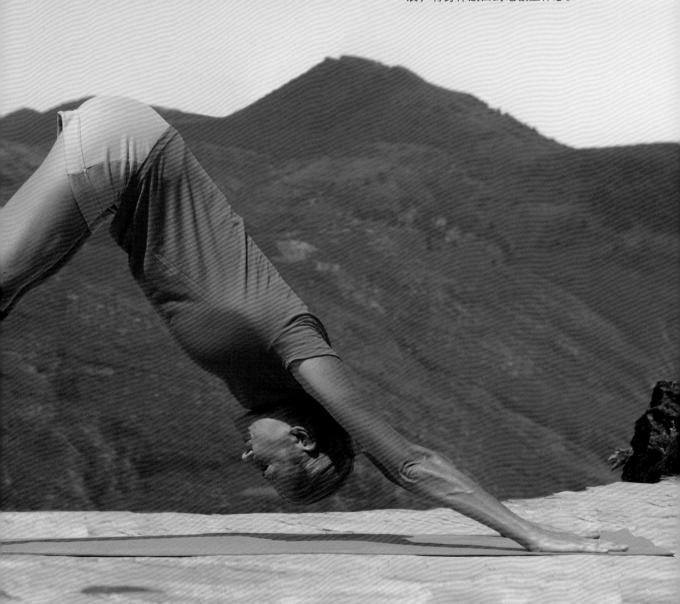

3 呼气，伸直双腿，上提臀部，躯干向双腿方向移动。臀部保持抬高，两侧脚跟向下压。为防止紧张，可以在头部下面放一个抱枕或者卷起来的毯子。在这里保持60秒，均匀地呼吸。呼气，头部抬起，躯干向前伸展，将身体放回到地板上休息。

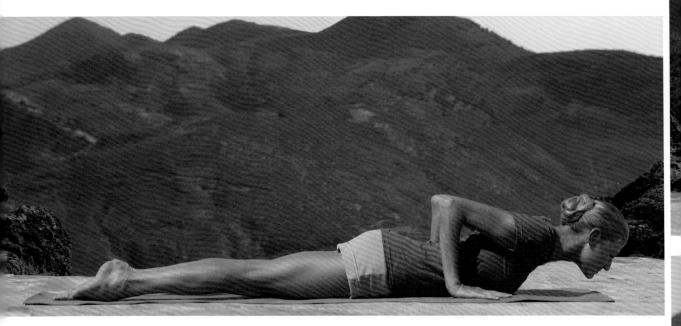

1 脸朝下俯卧，双腿分开与髋同宽。脚背放在地板上，脚趾指向后方。双掌放到腰两侧的地板上，指尖朝前。

上犬式 Urdhva Mukha Svanasana

"在体式练习中，心要保持警醒，大脑则是见证工具。于是，练习者意识到瑜伽不是一种简单的身体训练，而是一项伟大的心灵操练。精准的体式可以提升人的整体觉知，通达皮肤的每一个毛孔。这样，身体的智性能量逐渐提高到灵性智慧的层面。"

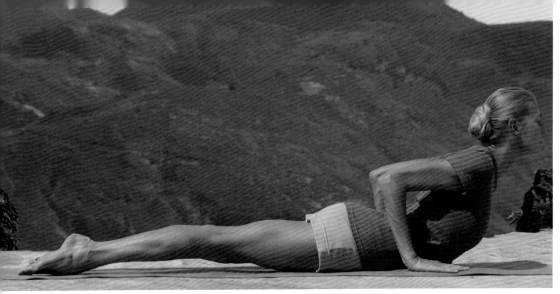

2 吸气，双掌和两脚脚背下压地板，然后头部和躯干抬起。

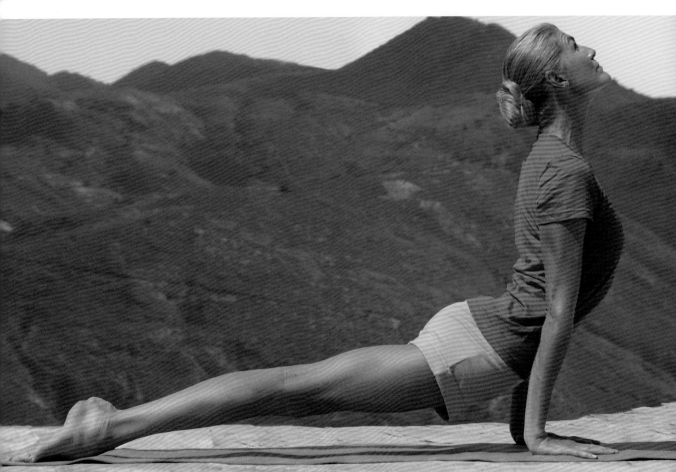

3 伸直双臂和双腿以使躯干和双膝上提。推胸廓向前，上提胸骨，同时感觉身体前侧的伸展。头部向后。保持这个体式60秒。呼气，弯曲双肘，落回到地板上休息。

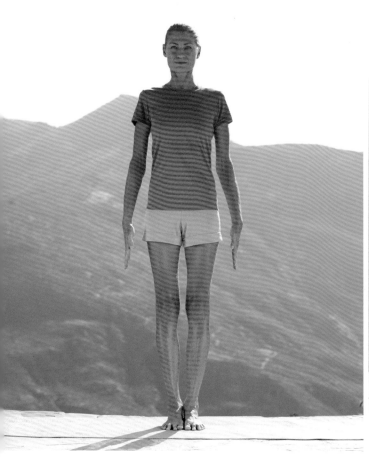

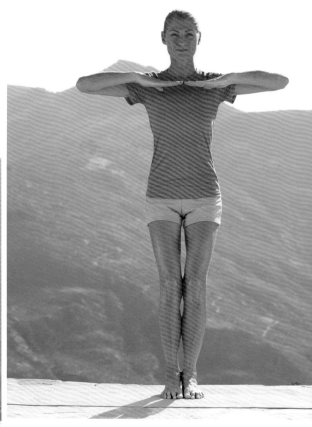

1 以山式站立（见第26~27页）。

2 弯曲双膝，双手放到胸前，保持双肘向外打开，与双肩在一条直线上。

手脚伸展式 Utthita Hasta Padasana

"你看到能量是如何在体内流动的吗？观察能量是如何在你的双手中流动的。当你伸展双手或者伸展之后，你能感觉到它吗？现在慢慢地延伸手臂，不要猛力或强迫，然后去感觉能量是如何移动以及在哪里移动的。这就是人们应当关注的反作用力。"

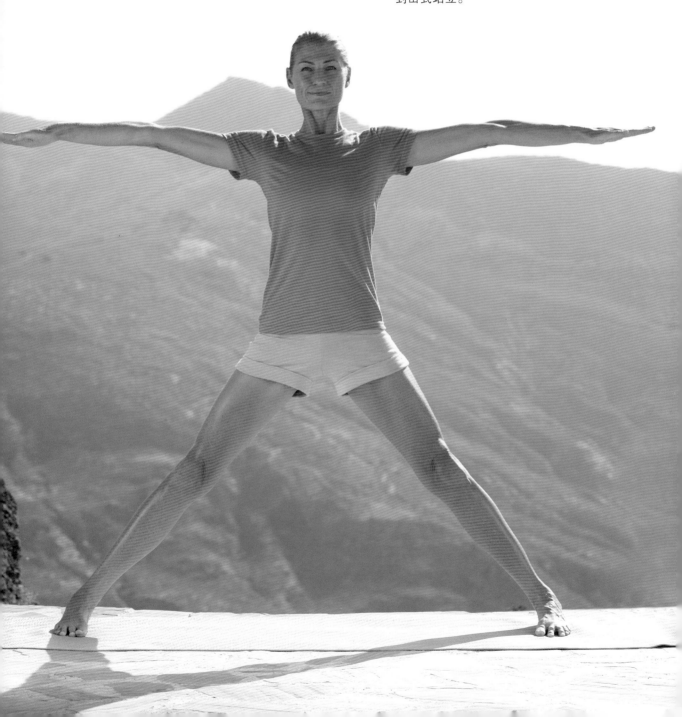

3 呼气，跳开双脚并分开双手。双脚分开大约1.2米，双臂外展与肩同高，掌心向下。确保双脚相互平行，脚趾指向正前方。上提胸廓，眼睛看向前方。保持几秒钟，然后跳回到山式站立。

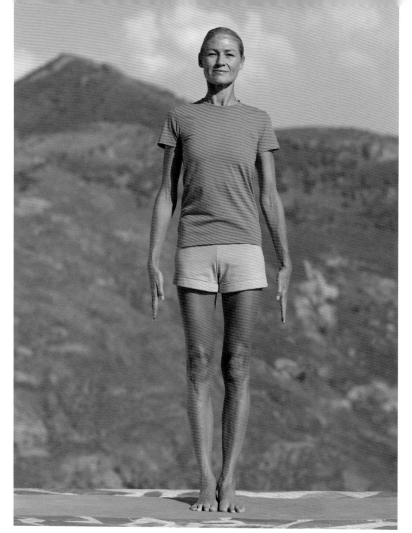

1 以山式站立（见第26~27页）。

双手上举式 Urdhva Hastasana

"鸟儿用双翅来越飞越高，作为人类，肩胛就是我们的翅膀，让我们伸展得越来越高……为了双臂向上伸展过头，我们需要放松腋窝外侧的皮肤，两肩向后卷。然后，肩胛骨内侧向下走，两肩向内卷，同时向上伸展手臂……通常，我会把一根棍子放在手臂和头的后面，使手臂得到完全的伸展。"

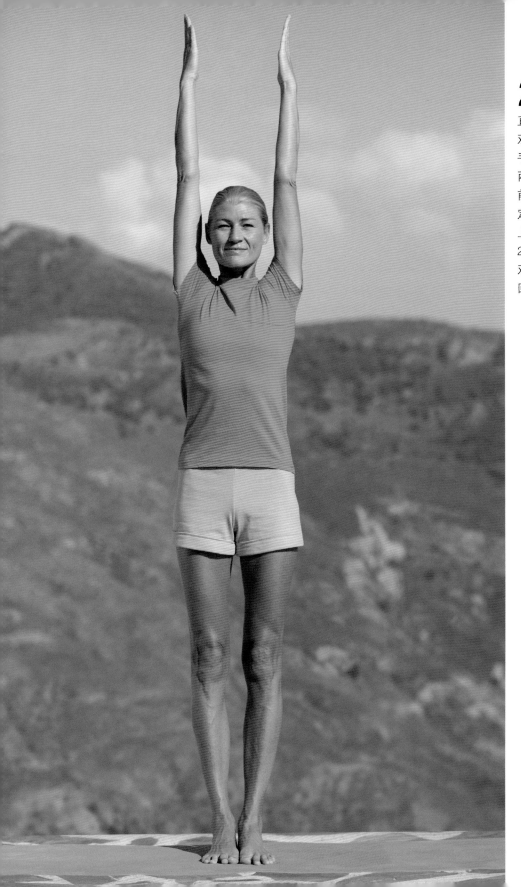

2 吸气，手臂向前伸展然后举过头顶，直到手臂与地板垂直，双臂平行。掌心相对，手指并拢。上提胸骨和两侧肋骨，眼睛看向正前方。保持双腿后侧稳定的同时伸展双臂向上。在这个体式上保持20秒钟，均匀地呼吸。双臂放回到身体两侧，回到山式站立。

"当我们使用'百分之百的努力'这样的字眼时，是指身、心和智性同样百分之百地参与。"

有强度的练习

问：您的教学基于有强度（intensity）的体式和呼吸控制法练习之上，这需要持久而有规律的练习。您对坚持这样的练习有什么建议？

首先，要对强度这个词有清晰的理解。大家对强度的理解并不准确。强度更多的是一种心理状态，而不仅是一种身体状态。很多人误解了强度的意义，以为是用力拉伸或出汗。不！那是对这个词的错误解释！强度是指完全地投入，全然地沉浸和专注于当下正在做的事情。有强度的练习是指在调整、纠正和渐进的过程中的一种快速而敏锐的模式。当我说我有强度地练习，那是指我在体式中、在呼吸控制中的精神状态和性情全然深入内在。我无法用言语表达这一切。现在，你会说你的练习带着强烈的感觉。对于我而言，体式和呼吸控制融合了我的身体之流、情感之流、智性之流以及均衡地遍布我存在的核心感。

问：情感？

是的！情感。对我而言，情感是指精神流动中的平衡。情感上的平衡，心并非聚焦在一件事上，而是遍布各处，甚至是指甲缝。我必须感觉到我在这里，而这就被称作强度。当我说到情感，不要把爱与痛的情感归属于这个状态。我所指的是，当心充满爱这样的情感时，整个心都会充满激情而奉献于这个主题。当心充盈着这样的情感冲动时，就会发生一定质的变化。同样地，对我来说，当我在练习体式和呼吸控制法时，我的心也发生了一定的质变。

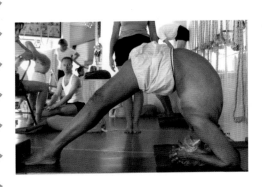

➜ ➜ ➜
古儒吉完全投入在双腿内收直
棍式的练习当中，学员停下自
己的练习在一旁观看。

　　我想，一个人若非虔诚，便很难清晰地理解强度的含义。虔诚的练习是
一回事，性情则是另一回事，性情会随着每一个体式位置的变换而变化。而
心在每一个体式中是不同的。因为位置不同时，方法不同，思维方式不同，
行为方式亦不同，感觉也会不同。每一个体式的呈现有变化，因此，思想和
感觉过程也有不同。而当思想有变化时，动作也有变化。从一个体式变换到
另一个体式时，动作和反思的整体性变化都会瞬间改变心理状态。这是一种
心与智的参与。你们的情况是，当你开始时你在过去，而结束的那一刻你又
已经到了未来。你从未处于当下。当情感让当下变得鲜活，我的心也会活跃
地存在于当下的瞬间，静观其在体式中的变化。因此，人们应当观察思维的
方式、着手的方法以及它又是如何在电光石火的变化后来到当下的瞬间。这
样的观察教我们去感觉心的鲜活、动作的鲜活、思想的鲜活，这就是我所认
为的在有强度的练习艺术中非常重要的部分。

选自"心的主题"，由凯瑟·波尔（Cathy Boyer）、约翰娜·海克曼（Johanna Heckmann）
和安妮-凯瑟琳·莱特（Anne-Catherine Leter）于1995年8月的访谈。

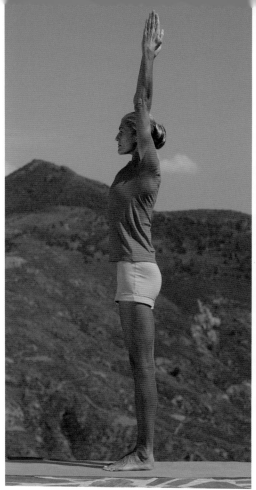

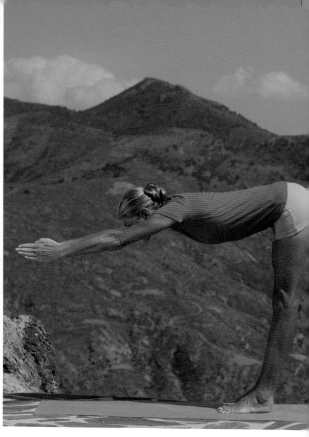

2 呼气，从腰部向前延展躯干和手臂，略微向前看。

1 以山式站立（见第26~27页）。双臂向上抬举过头顶，直到手臂与地板垂直，双臂平行，掌心向内。

站立前曲式 Uttanasana

"当你被要求做站立前曲式时，你是否曾经研究过能量的流动？你仅仅知道你正在向前弯曲身体并且双手正在向下。然而能量和意识在体内究竟如何展开？你可曾观察到你的意识是否从身体的后侧扩展到两侧，或者你只是观察到了垂直向下的运动？当每一个体式绽放出花朵时，为什么你只看到一枚花瓣？"

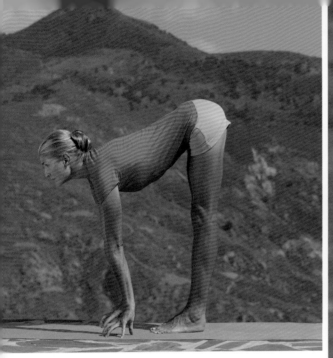

3 保持脊柱和颈部延展，双臂带回，双手指尖在两肩下方。上提胸廓，眼睛看向上方，后背下凹。

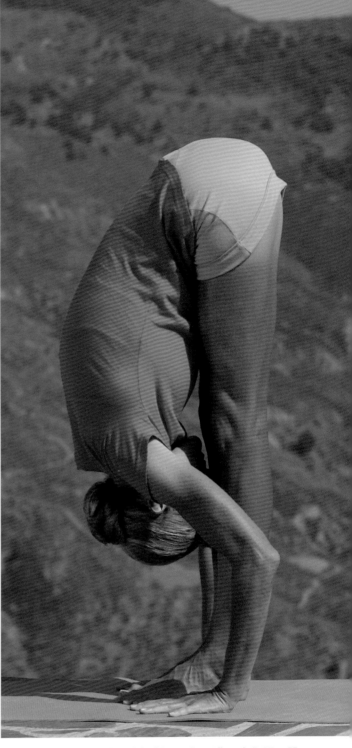

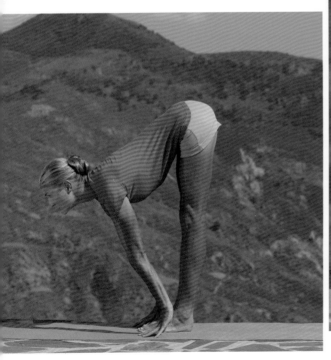

4 手臂伸展向后，将双手放到双脚的两侧，手指尖与脚趾尖在一条直线上。保持双膝后侧和大腿后侧完全伸展。

5 呼气，弯曲双肘，头部朝下，躯干进一步靠近双腿。头部向内收，尝试将脸放到双膝上。在这里保持60秒，均匀地呼吸。吸气，上提头部和胸廓，伸展脊柱，逐渐地抬起躯干，回到山式。

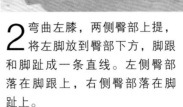

2 弯曲左膝，两侧臀部上提，
  将左脚放到臀部下方，脚跟
和脚趾成一条直线。左侧臀部
落在脚跟上，右侧臀部落在脚
趾上。

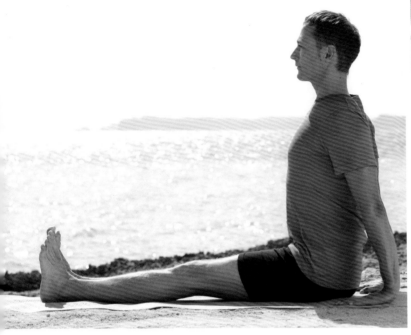

1 以手杖式坐立（见第14~15页）。

半鱼王第一式 Ardha Matsyendrasana I

"在做体式的时候，我们运用所谓的四个脑叶：右叶、左叶、前
叶和后叶。医学称前脑叶为生物脑，后脑叶为旧脑。练习体式时，我
们需要关注后脑和前脑如何反应，以保持辨别能力和平静、安详、完
好无损。当大脑的分析部分和综合部分同步同频时，真正的敏感性得
以发展，并引领我们去体验一种静与定的状态。"

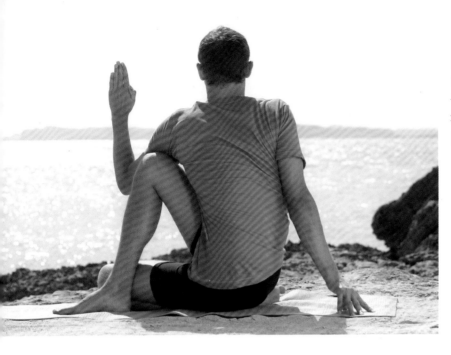

3 弯曲右膝，右脚放到左大腿外侧，胫骨垂直于地板。躯干转90度到右侧，左腋窝放到右大腿外侧，肘部弯曲，掌心向前。

4 呼气，左臂环绕住弯曲的胫骨，到达腰的方向。右手向后抓住左手腕，掌心向外。转动头部看向右脚的方向。在这里保持20~30秒。松开双手，转回到正中，双腿伸直回到手杖式。在另一侧重复这个体式，以手杖式结束。

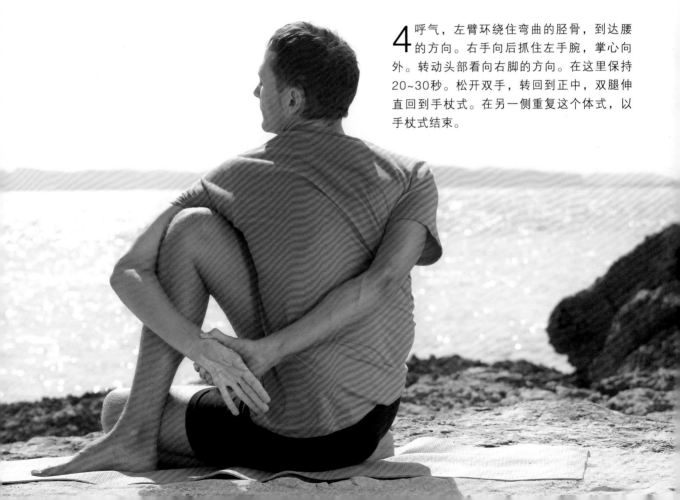

找到重心

"就体式而言，每个体式的重心都不一样，因为它们都有不同的位置，因此重心也随之变化。比如，一个人做山式，如果他的双腿所承受的重量不均衡，这也就意味着那个山式的重心已经改变了。

一个倾斜的身体，也代表着重心的改变。一个人也许不会从体式中掉下来，但是必须通过向另一侧移动来调整倾斜度，这样他就会将重心重新带回到自己的根基。"

就像在体式中呈现的那样，一个人如果以正确的方式调整身体，就会体验到轻盈的感觉。在此状态下，他会知道重心在那个体式中已经改变。

《哈他瑜伽之光》第一章十七节讲道：体式的练习应当带给身心轻盈（aṅgalāghvam）。在完美的体式呈现当中，身体必须感到充满生命力与轻盈。为了获得这份轻盈，一个人就需要以特定的方式协调身体，以确保身体不会变得沉重、摇摆或下沉。在每个体式当中，习练者都应当感受到身体和智性的超越与提升。这种稳固的体式呈现，能够给习练者带来轻盈和内心的振奋。

如果身体在每一个体式中都被正确调整，重心得以改变，情感和智性也会在体式中变得更好。在做体式的时候，如果胸腔是塌陷的，人就会感到情绪扰动，尤其当人处于抑郁或孤独的状态时。有时，甚至恐惧心理也会使身体姿势下沉，重心改变。做后弯体式时，胸腔打开的时刻，情绪中心开放，身体改变了它的形状，练习者就会精神振奋。但是，如果一个人胸腔塌陷，心就会下沉，情绪也变得阴云密布，这意味着他的重心力量已经改变了。

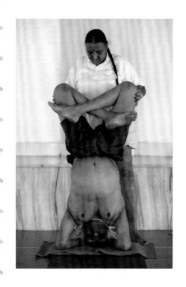

"所有的体式都必须与核心相一致，去经历内在的无限。"这是古儒吉在晨练时，他的女儿吉塔帮助他处于全莲花头倒立当中，建立与核心的完全中正。

　　如果身体姿势在体式中得到纠正，情绪就会变得稳定，人们便能领会体式的真意……身体的重心、心以及情绪和智性的重心都应当保持一致。此时，练习者就找到了体式中正确的重心。一个人必须在每个体式中都以这样的方式找到重心。

　　当帕坦伽利提及在体式中无限的冥想（ananta samāpatti）时，他指的是在每一个体式中，身与心必须将重心移向灵魂的中心，为触及那个内在的无限，有限的身体应当通过体式工作来发展智性的敏锐度。这就是一个人修正和完善每个体式，使得重心移向正确核心的方法。这不仅取决于一个人智性的水准，同时也取决于他虔诚的努力方式。

　　身体的真实中心是灵魂，或者说存在的核心。无论哪个体式、身体及其包含的一切，以及身体左右两侧，都应该被精准地测量和均衡地协调，以与灵魂或者存在的核心保持一致。

选自"关于阿斯汤加瑜伽——体式的重心"，《八瓣瑜伽之花环》第7卷，第121~124页。

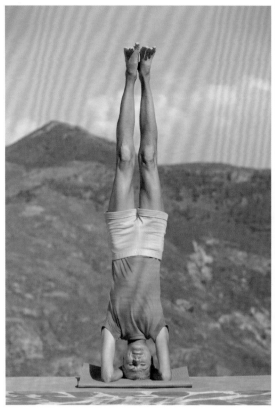

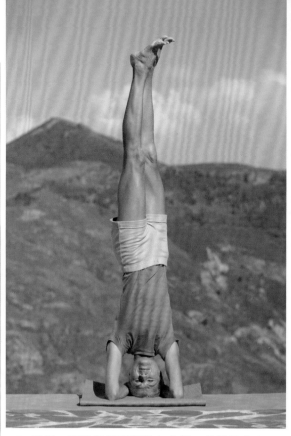

1 从支撑头倒立（见第72~75页）开始，头部、双臂和双肩始终保持在这个位置上。

2 呼气，双腿和躯干都转向右侧。保持双肩上提并伸展向上。这是扭转头倒立。保持20秒。呼气，转回到正中，然后在左侧重复这个体式。回到正中，把腿放下来，休息，或者开始步骤3。

头倒立变体式 体式序列
Sirsasana Variations

"你有没有通过抬起双肩，让它们相互平行来一直持续专注地保持平衡？想到这一点，你就会意识到你正在做的不只是身体层面的练习，你正通过点燃你的自性之光将心与身融为一体。"

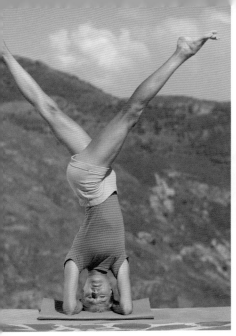

3 在支撑头倒立体式上，左腿向前伸展，右腿向后。呼气，躯干右转，扭转双腿成90度（扭转单腿头倒立式）。保持20秒钟。呼气转回到正中，双腿并拢。在另一侧重复这个体式，右腿向前，左腿向后。然后回到支撑头倒立，放下来，或者开始步骤4。

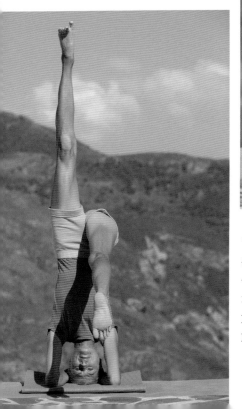

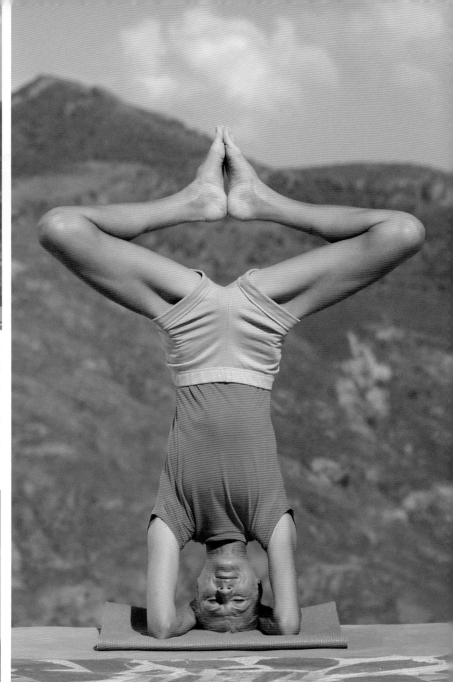

4 在支撑头倒立上，呼气，右腿放低朝向地板。与此同时，左腿垂直方向延展，保持双腿伸直（单腿伸展头倒立）。保持20秒，呼气，右腿向上收回，与左腿并拢，然后放低左腿。回到支撑头倒立，然后放下来，或者开始步骤5。

5 在支撑头倒立上，呼气，向两侧弯曲双膝，脚底相合并相互施压。保持双膝与髋在一个平面上，脊柱上提（头倒立中束角式）。在这里保持20秒。伸直双腿，呼气，下来。将前额放下来休息数秒钟，然后坐起来。

"皮肤具有这种特殊的触感，触及内在的智性，除此无他。"

皮肤的敏锐性

　　"瑜伽练习需要极大的向内渗透和内观的心之状态。你对于内在身体必须非常敏锐。我们来看一片树叶，仔细观察叶片的边缘和中间部分。当微风吹来时，不论树叶的中间是否会摇动，它的边缘都会颤动，因为那个部分不仅轻薄而且非常尖锐和敏感。你的智性也应当像树叶那薄薄的边缘一样敏锐。"

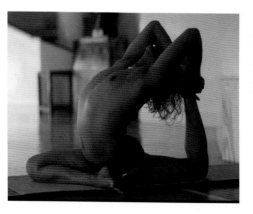

➔　➔　➔

在单腿鸽王式当中，古儒吉展示出皮肤惊人的扩展力。

如果你的皮肤像树叶的边缘一样敏感，我确信你将能比现在更好地理解体式的呈现。我们的躯干、双腿或手臂边缘的皮肤就像树叶薄薄的边。皮肤具有收缩（sunku-cita）或扩展（vikāsata）的能力，如果皮肤没有收缩或扩展的能力，肌肉也不能收缩或扩展。医学只有肌肉的收缩和扩展之说，却没人想过皮肤有容纳肌肉的能力。如果皮肤不能扩展或收缩，就会轻易被撕裂，破裂流血。皮肤为内部身体创造空间。皮肤是构建基础的空元素。这个空元素——皮肤层的身体，具有惊人的触觉敏感度。

体式通过皮肤教给我们精微（sūkṣma）的空元素。身体每一处都具备一定能扩张和收缩的空元素。比如，当你做向右的三角伸展式（Utthita Trikonāsana）时，空元素在右腿扩张而在左腿收缩。这就是为什么你调整时移动右腿会更容易。在左腿，土元素更强有力，因此你无法轻易地调整和移动左腿。因此，你应该学习将左腿的土元素改变为空元素来作调整。在右腿，你改变空元素为土元素以获得稳定性。

选自"想要的生活在你手中"古儒吉的启示，1999年12月14日于RIMYI。

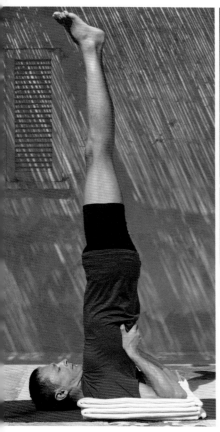

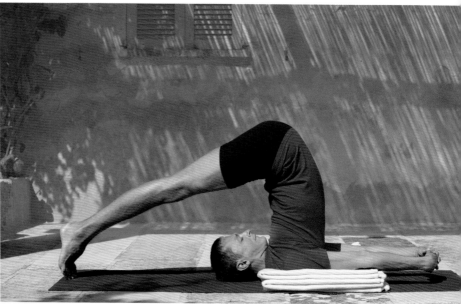

1 从辅助肩倒立开始（见第128~129页）。在移向步骤2时，保持双掌抵压后背中部。

2 呼气，两腿放低，同时胸廓和臀部略微向后，直到脚趾碰触到地板。伸展双臂，手指相交。保持1~5分钟（中间交换手指交叉的方向）。松开双手，按照相反的步骤回到辅助肩倒立。慢慢地将脊柱放回到地板，然后躺下来放松。

犁式 Halasana

"当你能够在肩倒立、犁式或者桥式肩倒立上很好地停留时，你难道没有体验到平静吗？那意味着你即使在练习体式时也处在冥想状态。你与身体联结，同时也超然在外。冥想，就像通常所教的那样，会带领你来到空。在身体与灵魂之间出现了断裂，空就在那断裂之中。但当你在犁式时，头脑并没有和身体或者灵魂分开，那就叫作圆满。"

膝碰耳犁式 Karnapidasana

　　"在后弯体式时，你的头脑会处于全然的意识状态并且很敏锐。如果你的智性不够敏锐，你就会倒下来。而在支撑肩倒立或者向前弯曲的体式中，你可以在这儿或那儿放松一点儿。在犁式和膝碰耳犁式中，你可以完全放松。所以你可以从不同的体式中学习到意识的三种状态：醒着的状态、梦的状态和沉睡状态。"

1 从犁式开始（见第124页），移向步骤2的同时，用双掌支撑后背。

2 双膝弯曲，然后放低至脸部两侧的地板上。上提后背。保持30~60秒，抬起双膝回到犁式。弯曲双膝同时卷曲着身体让后背逐步放下来。

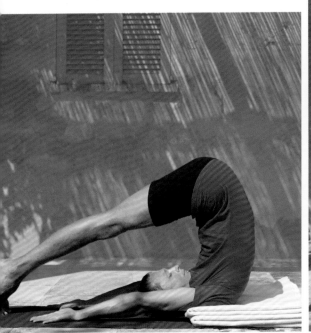

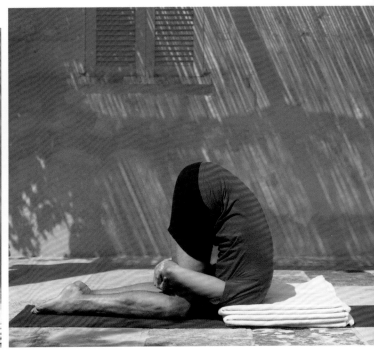

"在灵性之心中的感觉一定是'我
与体式不分离，体式与我也不分
离。我即体式，体式即我'。"

我就是体式

问："Sthira sukham āsanam"通常被译为"在姿势中舒适地坐
着"，当您根据经验和知识将这句经文解释为"我即体式，体式即
我"时，您启发了我们体式练习的灵性层面。能否请您作进一步的
诠释？

　　"我即体式，体式即我"是在每一个体式中都能体验到的，可
我怎样让你们去感受到它呢？它必须在有品质的、体验性的练习当中
才能得到。你必须将那种行动的状态带入你的智性和意识中，除此其
他人并不可能将这种感觉强加给你……你必须自己去观察、体会并吸
收。这样一来，我肯定你们能自己找到答案，而不必听我怎么说。
（古儒吉笑了，然后突然说："我提示一下。"他拿起一本书，垂直
放在桌子上。）

　　看！这是前页，这是后页。想象一下后页就是小腿肌肉的后面，
而前页是小腿肌肉的前面，前页面和后页面是平行的吗？同样，你也
得观察后面肌肉的长度和触感，感觉它与皮肤的均衡接触。然后调整
前侧肌肉的长度，使其与骨骼均衡地贴合。要做这样的研究。现在就
小腿肌肉的宽度来讲，你的智性是流向小腿的内侧还是外侧？如果智
性同时接触了这两个部分，那就是小腿的智性与观照者的智性完美

地合一。那时，你就是体式，体式就是你。这就是 "sthira sukham āsanam"。就是说，像这样，你必须调整身体的每一个部分，并使各个部分相互平行，同时观照者舒适地安驻在每一个细胞以及身体的每一个部分当中（古儒吉微笑着）。

体式如同礼拜

在一个完美的体式中，意识趋于内的，处于向心的状态。努力在此阶段终止，觉知开始遍布各处，像水均匀地散布在地面一样。这是意识的离心状态。在体式中，练习者必须通过连接整个身体的边界走向核心，瞥见这样的感觉，反之亦然。如果向心的状态是专注，离心的状态就是禅定。因此，将向心的状态和谐地扩散至各处，即由专注转入禅定。

体式练习对我来说就如同礼拜——圣徒向神礼拜。在我的练习中，我礼拜体式如同礼拜我的神性。如果人们可以理解我所说的，那么他也许可以带着清晰的智性和纯净的意识，去经历生命的本质。

选自"向内的道路走向更美好的世界"，Vicky Alamos, Xavi Alongina 以及Jose Maria Vigar1998年12月在RIMYI的图书馆的访谈。首次发表于Yoga Jwala，2000年第一期西班牙艾扬格瑜伽协会杂志。
选自"八分支瑜伽——体式"，《八瓣瑜伽之花环》第7卷，第121页。

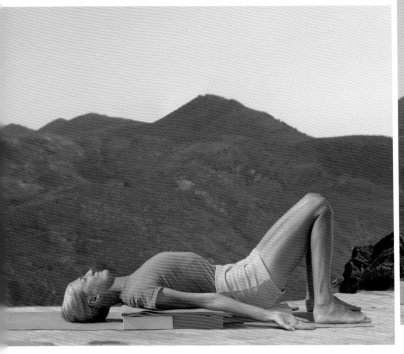

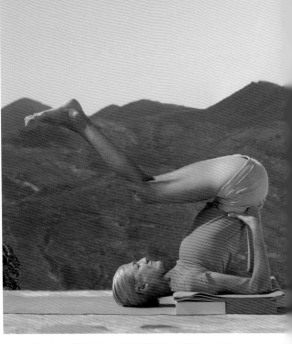

1 并排放四块砖，将第五块砖放在它们前面。将一块折好的垫子放到四块砖上。在肩的最上缘距离砖块5厘米的位置躺到垫子上。弯曲双膝，两脚贴近臀部，并与髋同宽。双臂置于身体两侧，掌心向上。转动肩胛骨向后向下，上提胸廓。

2 转动双掌向下，下压地板。呼气，摆双腿过头顶，抬起臀部和躯干的同时，用手支撑后背。

肩倒立 Salamba Sarvangasana

"帕坦伽利希望你去探索这个寂静的空隙。你必须去观察这个空隙，并学习延长这个寂静的停顿。只有这样你才会走近三摩地。在这个停顿里你会瞥见宁静。你不要聚焦于如何约束自己，而是专注在这个寂静的当下。在你练习体式和呼吸控制法时，学习加强这一点。"

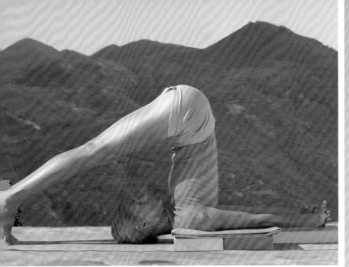

3 双脚放下来，伸展双腿的同时脚趾向下压。十指相交，延展双臂，上提胸廓和臀部的同时，躯干保持垂直。

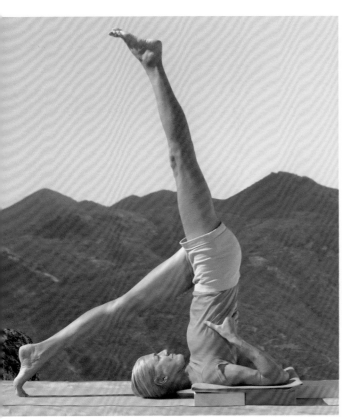

4 双掌置于后背，脊柱向上提得更多。然后呼气，抬起一只脚，上抬腿与躯干成一直线（见上图）。当它抬到与地板垂直时，另一侧腿跟着抬起来，同时保持双腿伸直，直到双腿并拢。

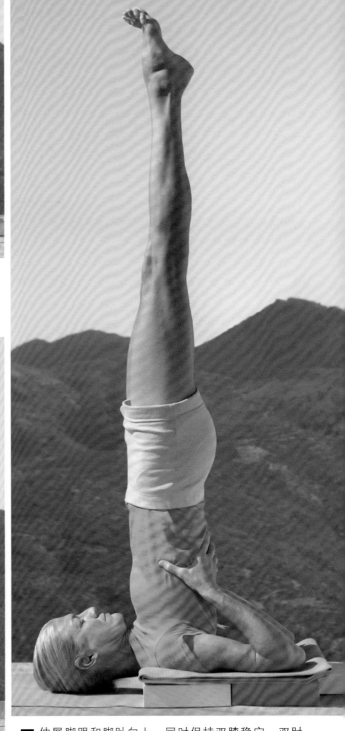

5 伸展脚跟和脚趾向上，同时保持双膝稳定，双肘与双肩在一条直线上。在这里保持5分钟，均匀地呼吸。呼气，弯曲双膝，将两侧大腿带向胸廓，然后放低臀部和后背，同时松开双手。躺到支撑物上休息，双脚放到地板上，双膝弯曲。

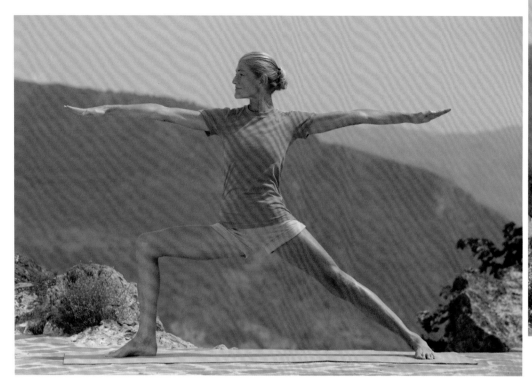

1 从山式跳开进入手脚伸展式（见第108~109页）。然后
来到战士第二式（见第32~33页）。

侧角伸展式 Utthita Parsvakonasana

"做战士第二式时，当伸展双臂时你会想要延展你的腋窝。当
老师说从战士第二式来到侧角伸展式时，你忘记了对腋窝的关注。
这一刻请观察你失去注意力的心，理解体式如何教你让智性变得更
敏锐。你不再专注自己正在延展的那一侧。当你来到侧角伸展式
时，你不知道在战士第二式中对腋窝的意识是如何消失的。思想也
是梵天，你不应该缩减它。"

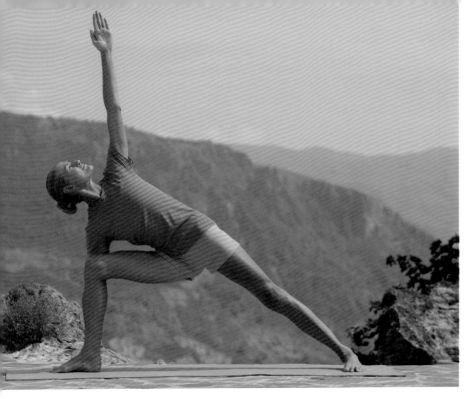

2 呼气，右手放到右脚外侧的地板上。左手臂向上伸展，与肩保持在一条直线上。保持胸廓朝向前方，胸廓、髋部和左腿对齐。确认你的左膝稳定，左腿伸直。

3 延展左臂越过左耳，试着将右侧躯干沿着大腿的方向放置。转动头部看向上方，打开胸廓。伸展脊柱。在这里保持20~30秒，均匀地呼吸。吸气，以相反的步骤回到战士第二式。右腿伸直，转动头部和双脚朝向前方，进入手脚伸展式，然后在另一侧重复这个体式。以山式结束。

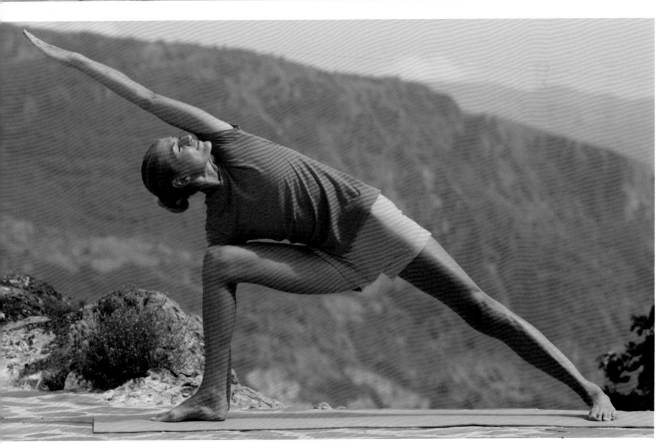

坐的艺术

"在坐下来进行呼吸控制之前，你应当知道如何坐才不会让身体升起躁动。你需要确切地知道尾骨底端的中间部分，并以保持其垂直于地面的方式坐立。把这个点当作南极，同时把脊柱顶端的中心部分当作北极。"

收颔收束法（Jālandhara Bandha，见第150~151页）帮助你找到这个区域，清晰地调整脊柱线上的其他部分成为一条线，仿佛你将脊椎骨一节叠摞在另一节上，就像泥瓦匠把一块砖叠摞在另一块上……为了学习山式（Tādāsana，见第26~27页），我们将脚底均匀分布展开放置。同样，我们必须学习使用坐骨，它们在坐姿中就好像基座一样。不要拉紧腹股沟，而是放松那里。放置坐骨的中心和脚踝的顶端或中部在地面上，这样让身体的水元素在基座、腹股沟和双脚找到其水平。用同样的方式，让前侧和后侧的浮肋保持相互平行。

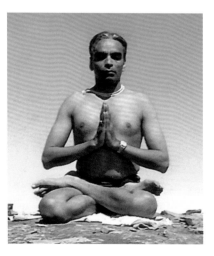

➔ ➔ ➔
古儒吉在山顶上于全莲花式
中冥想。

问：在冥想中，坐姿扮演什么样的角色？尤其在全莲花式的坐姿当中，那样做是有什么目的吗？

为了练习冥想，人们必须在一个坐姿的体式中。在睡眠中或站立体式中不可能冥想。在仰卧姿势中，人们很容易睡着。在站立体式中，人们不可能站很久，那样会给双腿带来压力。冥想只有在坐姿中才能完成，因为人只有在久坐后，意识的转化才会发生。

在所有体式中，冥想最好的坐姿是全莲花式。在英雄式中，下方腰椎向前深入前侧身体，所以脊柱绝对无法伸直。在至善式中，脊柱的下部完全是怠惰的，只有胸椎是活跃的。而在全莲花式中，整个脊柱从尾骨到大脑，都是保持警觉和活跃的。只有全莲花式可以如此，其他体式都不行。这就是为什么全莲花式被认为是所有体式中最好的。但大部分人都做不了全莲花式，因为他们失去了席地而坐的习惯……由于蹲坐，人们可以轻易地转动腹股沟、双腿和膝盖，很容易就做得到全莲花式。现代人的活动被仅限在几个动作中，他们不再使用自己的关节，使其达到最佳水平，因此关节就生锈了。所以我说，只要坐姿是正确的，可以采取任何坐姿体式，比如吉祥式、至善式、英雄式或束角式。

选自《呼吸控制法练习》，同时也被作为"呼吸控制法的介绍"，于1994年7月刊登在Yoga Rahasya上。问题来自1992年冬，旧金山市，艾扬格瑜伽学院回顾，"从意动的行为到遍布的意识之旅"。

吉祥式 Svastikasana

"说到呼吸控制法，先要学习正确地坐立。脊柱应该挺直和稳固。呼吸器官应该是完全没有压力的。脊柱必须先调整好，神经系统必须有力量去经受，同时肺部也必须有能力承受深长而持续的吸气和呼气所带来的负担。"

2 弯曲左膝，脚放到右大腿下面。弯曲右膝，脚放到左大腿下面。双手放在双膝上，两掌心向上，或者双手在胸前合掌。在这里保持30~60秒，回到手杖式，在另一侧重复这个体式。以手杖式结束。

1 以手杖式坐立（见第14~15页）。如果双膝僵硬的话，将毯子放在臀部下面。延展脊柱，打开胸廓。

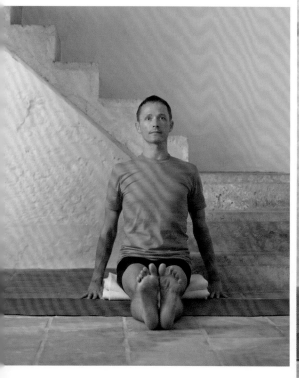

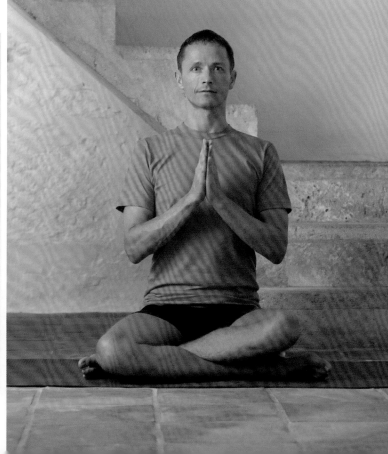

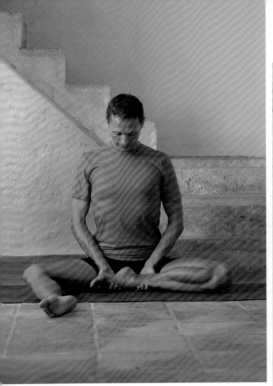

1 以手杖式坐立（见第14~15页）。如果在第二步时你的双膝比两髋部高的话，将毯子放在臀部下面。延展脊柱，打开胸廓。弯曲双腿，将左侧脚跟拉到会阴处。脚底抵到右大腿。

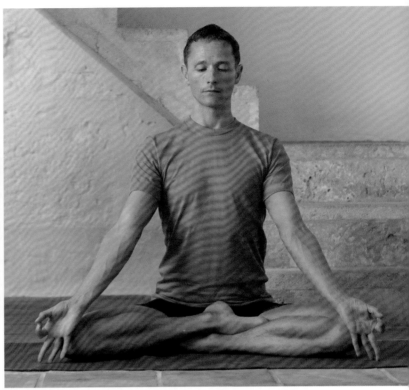

2 右脚放到左脚踝上面，脚跟碰触到耻骨，脚底在左大腿和小腿之间。双手手背放在双膝上，两大拇指和两食指指尖相触，其他的手指伸展，持智慧手印（Jnana Mudra）。保持头部水平，眼睛看鼻尖。在这里保持30~60秒。回到手杖式，在另一侧重复这个体式。以手杖式结束。

至善式 Siddhasana

"达成体式的正确姿势最为重要。关键要认真地练习体式，审慎地让肌肉和关节自由地延展、扩张和收缩。通过这种审慎而专注的练习，你就获得了体式中的平衡状态，好让能量在身体中毫无阻碍、毫不间断地流动。当身体的每个细胞都和谐地回应，同时全然的生命力在平稳而顺畅地流动时，体式就是精准的。"

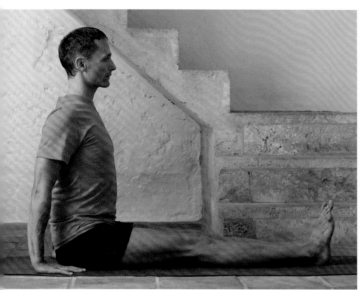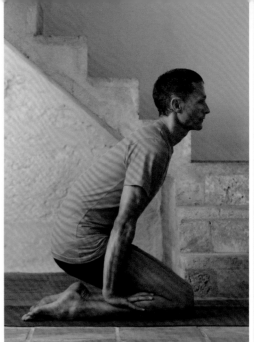

1 以手杖式坐立（见第14~15页）。如果在第三步时两臀部不能很舒适地接触到地板，就在这里准备好砖或一块毛毯。

2 跪下来，双膝并拢，双脚分开45厘米。用大拇指将小腿肌肉向两腿外侧翻转。

3 两臀部放在两脚跟中间的地板或放在支撑物上，脚趾指向后侧。两侧大腿平行，两小腿内侧应接触到两大腿外侧。两手掌放到双膝上。在这里保持1~5分钟。跪立起来，依次伸展双腿，然后以手杖式结束。

英雄式 Virasana

　　"有时，双腿会疼痛，头脑便会说：'是瑜伽的错！'但一个智慧的头脑应当会找出疼痛的原因，并想出消除疼痛的办法。人们总是在设法逃避，然而坚持和求索需要心的强大。练习就像用针挑除手上的刺。同样地，我们必须学习智慧地练习来消除那所谓的疼痛，并改良我们的实践，这样那些刺痛将不再发生。"

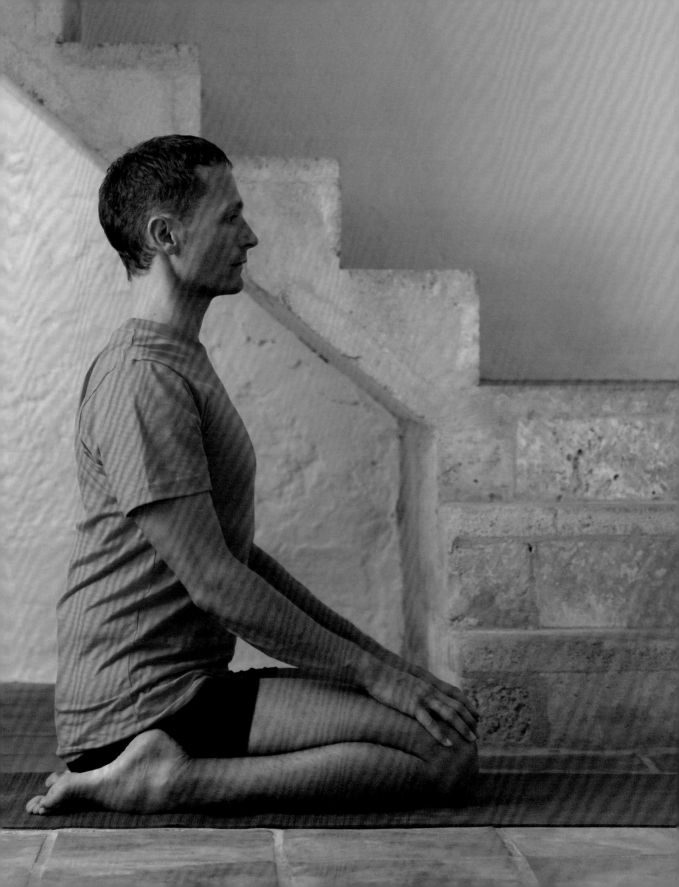

单腿莲花式 Bhadrasana

"每个人都应该知道他的个人能力和身体能够承受的程度。你不一定要进入到莲花式（Padmāsana），经由大脑想一想……我们需要审慎地研究和判断在膝盖处有多大的活动余地，肌肉需要怎样伸展才能进入到体式。如果你不能以吉祥式坐立，又怎能进入到莲花式？至少我们可以尝试一条腿的莲花式，就是我们所知道的单腿莲花式。"

2 弯曲双膝。握住左脚，将左脚拉近直到脚跟贴近会阴，脚底抵住右大腿。

1 以手杖式坐立（见第14~15页）。

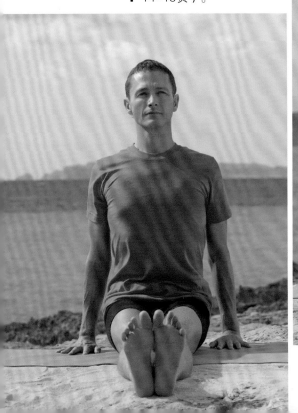

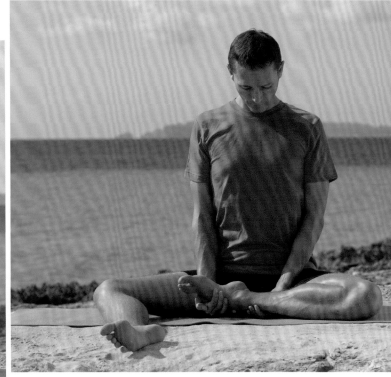

3用双手提起右脚，将右脚放到左大腿上，脚跟贴近肚脐，脚底向上。双手持智慧手印（见第135页）。在这里保持30秒。放松双手和双腿，回到手杖式，在另一侧重复这个体式。以手杖式结束。

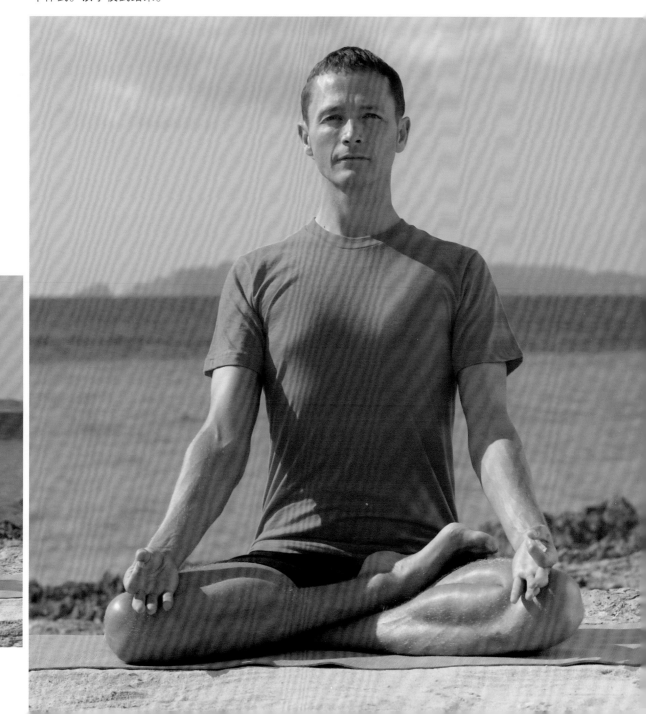

我是如何开始练习呼吸控制法的

"1941年，我去了迈索尔，请古儒吉教我呼吸控制法。古儒吉得知了我有限的肺活量和发育不完整的胸腔后，说我不适合练习呼吸控制法。以后每次我找他教我呼吸控制法，总是得到相同的答案。"

1943年我再次到访迈索尔，待了几天。当时我和古儒吉住在一起，我知道他不会教我呼吸控制法，就想着在早晨观察他如何练习呼吸控制法。古儒吉长期保持有规律地练习呼吸控制法，并且总是在早晨某个固定的时间练习。但他从不有规律地练习体式。古儒吉习惯很早起床，而我姐姐通常起得较晚，所以没人知道我早起观察他的练习。我想知道他怎么坐，如何运用面部肌肉。我蹑手蹑脚地透过窗户窥视，仔细观察他的一举一动。我想学习怎么坐，怎么伸展脊柱，怎么放松面部肌肉。每天早上我都观察他的调整和举动，眼球的下沉，眼睛的闭合，眼皮的移动，胸腔的上提，腹部器官的移动，腰部的保持，他呼吸的声音和流动。在详细地观察他的练习之后，我忍不住毕恭毕敬地去接近他，恳求他教我呼吸控制法。他说也许我一生都不可能练习呼吸控制法。

他的拒绝促使我日后开始自己练习呼吸控制法。尽管我下了决心，但练习却不像我想象的那么简单。我吃力地练习呼吸控制，就像我学习体式时那么艰难。尽管屡试屡败，沮丧不断，我还是从1944年开始不间断地坚持练习呼吸控制法。那些在1934年经历过的痛苦和困厄，在我这次练习呼吸控制法时又卷土重来。尽管人人都声称瑜伽会带来平衡与安宁，但我心中的困厄、沮丧和焦躁不安一直持续到1962年到1963年间才告终止。因此，对他们的这种说法，我只是笑而不信。

"我开始一丝不苟地练习所有体式来伸展我的脊柱。当我能感觉到脊柱的强壮时，我再次开始我的呼吸控制法练习。"

这几十年间，焦躁不安和愁苦不快压倒了我。一开始就连一个有节律的呼吸我都做不到。如果我做一次深吸气，嘴巴就得张开做一次呼气，因为我甚至没法用鼻子呼气。如果我想通过正常吸气来掌握深呼气，费力的呼气就会让我无法进行下一次吸气。重重压力之下，我找不到问题的症结，而古儒吉说我不适合练习呼吸控制法的话语却不断在我耳边回响。这一切让我陷入了负面的心境。

就像一个笃信宗教的人，每天清晨我都会早起练习呼吸控制法，试了一两次之后我通常会躺下，然后在心里默念："今天做不成，明天再试试。"早起和浅尝辄止的习惯持续了好几年。直到有一天我决定，在失去信心之前我至少要做完一轮。接着，间隔一段时间，我又吃力地做第二轮。通常我放弃做第三轮，因为那几乎不可能。就这样，我仍旧每天练习，但总是以失败告终。在8~10年之后，我终于可以成功地坐下来一次性练习呼吸控制法一个小时。很多人可能不相信我花了那么长的时间才做到这些。究其原因，还是我脊柱有问题，它不能承受挺直的坐姿带来的重压。

选自"我的瑜伽之路"，在提拉克斯马拉克寺庙（Tilak Smarak Mandir），B.K.S. 艾扬格70岁生日的讲话。

帕坦伽利呼吸控制法

"呼吸控制法的练习不仅去除了智性之光朦胧的面纱，而且使心意成为冥想的恰当工具。"

正常呼吸的流动是不规律的，它随着人们不同的生理和心理状态而变化。因此需要谨慎而专注地将曲折的呼吸之流规律化。当我们将这份专注带入到吸气和呼气的流动之中时，呼吸控制法便开始了。

呼吸控制法包括吸气（pūraka）、呼气（recaka）以及止息（kumbhaka）。吸气和呼气的伸长和延长是时间（kāla）。当通过有节律、顺畅的呼吸流动保持住精确的移动（saṃkhya）时，吸气止息和呼气止息由躯干（deśa）完成。请了解在吸气中，因果体（kāraṇa śarīra）从内在的深处向着身体的广阔之处移动，用空（ākāśa）覆盖了躯干大部。吸气后止息（antara kumbhaka）就是尽量长时间地保持住那个已被创造出来的空，而不缩小它的区域。在吸气后止息中，因果体、精微体和粗钝体融为一个单元。在呼气中，粗钝体（deśa）经由内在身体，向最内在的身体移动并融入其中，在那里没有收缩而是在"空"中消退。在呼气后止息（bāhya kumbhaka）中，在粗钝体、精微体与因果体融合之处，会有浑然一体的感觉。这就是呼吸控制法。

"在吸气时，你吸入的并不是空气，而是神性以呼吸为形式的降临。"

　　基于刻意的呼吸控制法（《瑜伽经》II 49~50），帕坦伽利又添加了一种呼吸控制法。这种呼吸控制法超越了刻意的调节方法，被称作吸气、呼气和止息。这时，呼吸自然生发，偶然天成。

呼吸控制法如同祈祷

　　无限的上苍既在我们有限身体之外，又在身体深度的核心之内。练习者吸入无限并保持在止息中，将其完全地融入于个体灵魂。当无限与他的个体自我交会沟通时，练习者不允许任何念头闯入或制造干扰。在呼气中，练习者通过呼气允许将自我臣服于上苍，来整理他的思想。他凭借特定的呼气过程安置生命的本原，就像信徒供奉花环在所崇敬的神（Iṣṭa Devatā vigraha）脚下一般。在呼气后的止息中，他等待上苍接受他最恭敬的臣服，并且始终保持谦卑，平和而完整地融于梵。

　　制感隐于呼吸控制的过程之中。心受感官之诱惑，而渴求尘世的欢愉。通过呼吸控制法的练习，感官由外而内地回流，将能量汇聚，流向内在心之圆满，而与享乐的对象分离。在制感中，感官被训练，居于永恒纯净、真实、独一无二的内在之光中。

选自 "Yogānjali"，B.K.S.艾扬格的辉煌70年。"瑜伽之光"研究机构出版。
本页选自"瑜伽和达摩"，同时以"瑜伽和宗教"出版，《八瓣瑜伽之花环》第1卷，第165 – 166页。

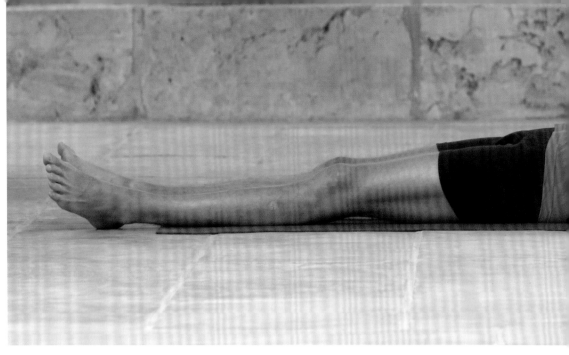

挺尸式（有支撑）
Savasana（with support）

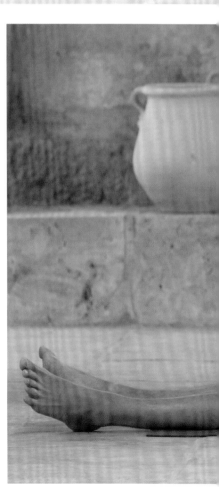

　　"初学者需要在身体层面上打开胸廓，尤其是胸骨和肋骨。有各种使用枕头放到躯干下打开躯干不同部分的方法。例如，躺在一个水平放置的枕头上可以让腹部柔软，躺在竖着的枕头上会帮助胸骨和胸廓扩展和充分地打开。这样的方法可以帮助习练者学到如何通过调整枕头获得对的感觉，不仅在身体层面上会得到提高，在心理层面上亦是如此。"

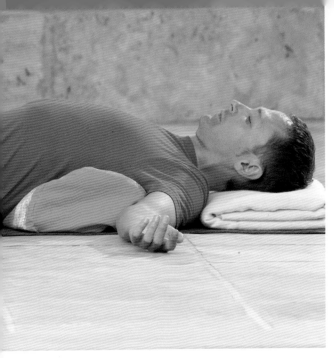

1 为呼吸控制法作准备，在垫子的末端放一块叠起来的毯子，水平方向再放一个枕头。躺到枕头上，毯子会支撑你的颈部和头部，枕头会支撑你的脊柱。双臂打开与肩同高，两掌心向上，分开双腿，双脚脚趾倒向外。观察胸廓的提起和锁骨的开阔，这样有助于吸气。在这里保持至少5分钟。翻滚到一侧休息，再到另一侧，然后坐起来。

2 再重复这个体式，将一个枕头竖直放置，从躯干底部开始做一个支撑，臀部两侧放到地板上，不要接触到腰部。双臂放到身体两侧，两掌心向上，双腿分开，双脚脚趾倒向外。观察纵向的抬起如何让脊柱肌肉得到休息，并帮助呼气更加放松。在这里至少保持5分钟。翻滚到一侧休息，再到另一侧，然后坐起来。

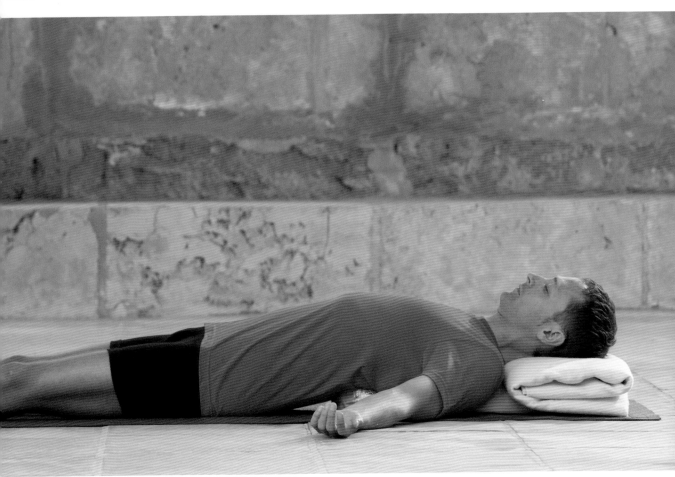

收颌收束的重要性

"为了给呼吸控制法练习建立天然屏障，瑜伽士引入收颌收束或者说颌锁。这种明智的做法有助于智慧（prajñā）的内在之气（prāṇa）在接纳吸入之气的同时，核查吸入之气是否有节律地流入，随后散布全身。"

在鼻孔控制或数息的呼吸控制法中，比如自然顺序呼吸控制法（Anuloma）、交替式吸气（Pratiloma）、太阳式（Sūrya Bhedana）、月亮式（Chandra Bedhana）和经络清洁呼吸控制法（Nāḍī Śodhana）中，练习者需要在鼻孔顶部的内边缘（Śeptum，鼻中隔壁）为吸气构筑堤坝，而在其外边缘（out wall，鼻孔内部靠外侧的内壁）为呼气构筑堤坝。为了在数息法之前筑成堤坝，他必须知晓上面所提及的部位。

呼吸如果偏离了它应行经的路径，便会强行进入或呼出。这类深呼吸不能被称为呼吸控制法。在呼吸控制法当中，练习者的任务是，确保在吸气当中能量深深地充满和渗透到身体中；同时在呼气当中，能量通过其他手指和拇指所形成的鼻孔控制闸门而释放。这样，它就有时间被人体吸收，并储存在系统中。

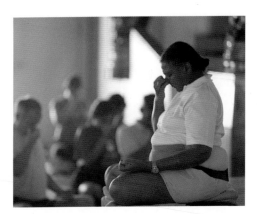

→ → →

课堂上，学生们和吉塔·艾扬格一起练习收颌收束和手指的精准位置，为数息呼吸控制法作准备。

"收颌收束法……自然而然地使大脑沉入反思当中。"

选自"呼吸控制法介绍"，Yoga Rahasya，1994年7月。

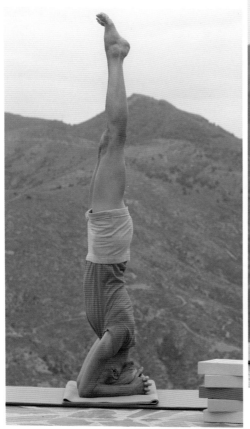

1 将一张垫子四折，进入到头倒立（见第72~75页）。保持5分钟，下来休息。

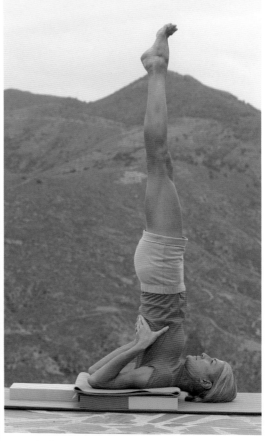

2 摆好5块砖，把折叠好的垫子放在上面，然后进入到肩倒立（见第128~129页）。保持5分钟。

收束法的准备　体式序列
Preparation for Bandhas

　　"在考虑呼吸控制法之前，学习肩倒立和犁式是必要的。因为收颌收束法在呼吸控制法里是关键，肩倒立会创造一个自然的颌锁（收颌收束法）；在头倒立中，收腹收束法会自动发生。这些收束法在呼吸控制法中都是关键的因素。它们使大脑免除压力并保护心脏和血管……"

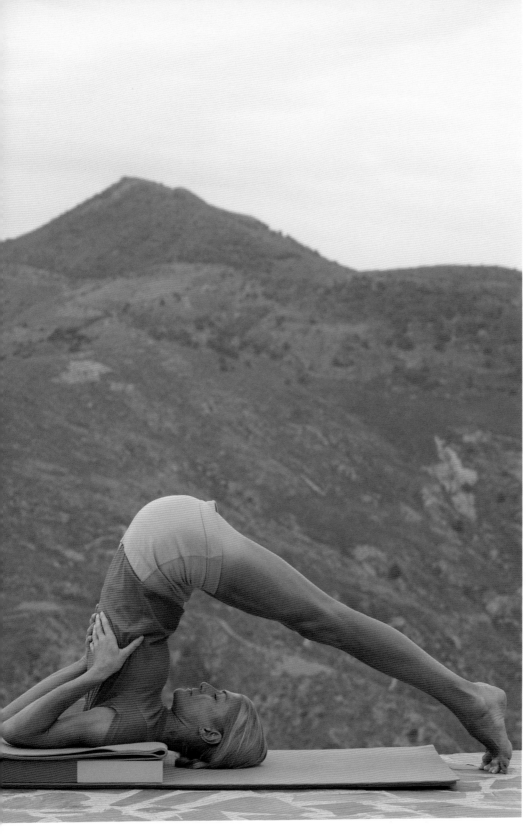

3 保持双腿伸直，呼气，双腿越过头部放低，直到两脚趾尖放到地板上，进入犁式（见第124页）。在这里保持3分钟，均匀地呼吸。放松双手，抬起双脚，弯曲双膝，将两大腿带向胸廓。臀部放低回到地板上。躺在支撑物上休息，双脚放到地上，弯曲双膝。

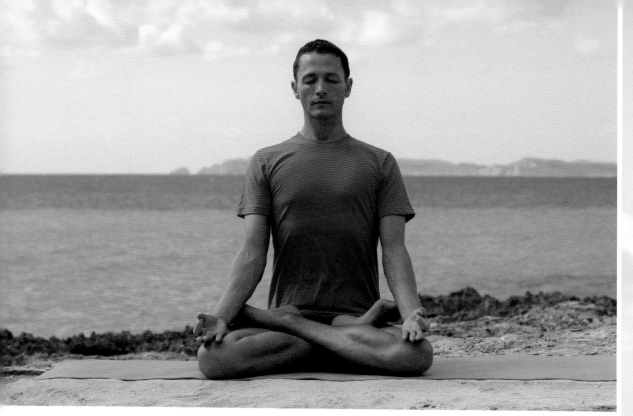

1 以全莲花式坐立（见第162~163页）。如果两大腿、双膝或者两脚踝不够灵活，就以吉祥式（见第134页）、至善式（见第135页）、单腿莲花式（见第138~139页）或英雄式（见第136~137页）坐立，双手持智慧手印（见第135页）。在所有这些体式里，检查脊柱的充分伸展和下凹，双腿稳固如根，以使躯干以上保持稳定。将肩胛骨下部推入胸腔。扩展胸廓，从底部到顶端上提前肋和胸骨。

收颌收束法 Jalandhara Bandha

"在做收颌收束法时，当你保持呼吸时不额外多加任何一点力在头脑上。如果你屏住呼吸而不做收颌收束法，你的眼睛会变红、耳朵会阻塞、大脑的神经会备觉紧张。而做收颌收束法时，大脑不会感到紧张的重负。这种负担由大脑转向了胸部。"

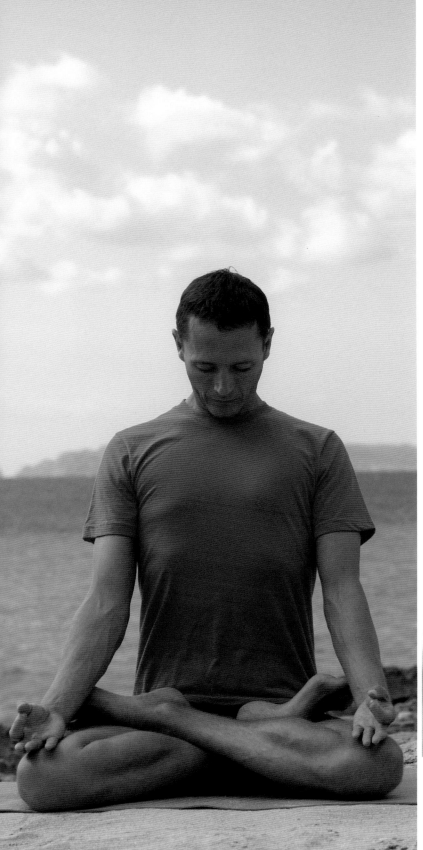

2 从颈部后侧向下低头，碰触正在向上提起的胸骨。不要对颈部肌肉施加压力，下巴放到锁骨的凹陷处，只是简单地低头到舒服的位置。开始练习呼吸控制法（见第154~155页）。完成后抬起头，松开双手，双腿向外伸出。

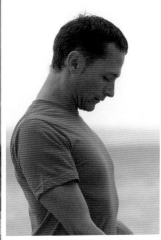

下巴和胸腔所置（侧视图）

呼吸控制法和深呼吸

"如果你在水龙头下面放一个容器，水流下来碰触容器的底部，而后向周边流动以容纳更多的水。除非并且直到最初流入的水找到一个水平面时，容器才能被注满，否则就会有空隙。所以如果你把水龙头开得很大，容器只是看上去被注满了，而如果你将水流减小，水面就会下降去找自己的水平面。"

如果水从水龙头里涌出，容器就无法在所有的边缘完全被注满。在深呼吸中也是同样的道理，尽管看上去肺部被充满了，但呼吸的"容器"仍然是空的。再者，如果水龙头完全被打开，水流的冲力会振动、冲歪容器。在深呼吸当中，同样的情形也发生在躯干上。人们并不知道所吸入的气，是否被肺部吸收。

如果水龙头打开得小，注入容器的水流就不会受干扰，当水注入容器时，水位会平稳而有节奏地上升，均衡地覆盖容器的表面。所以同样在呼吸控制法的呼吸中，你让上颚以半开半闭的方式打开，这样一来，吸入的空气不是涌入而是流入收窄的通道。

习练者可以通过估量上颚开合的程度，让呼吸平稳地通过气管，充满两肺。气管分叉为两支，进而再分支。在呼吸控制法的呼吸中，组织极大地扩展。这样被吸入的气，流向末端补养肺泡细胞。肺泡细胞在吸入空气时，不受干扰、不会振动，也不会在肺泡和细支气管之间留下丝毫空隙。吸入的气直到补养了那些区域才会被释放。在深呼吸中，由于肺泡壁硬化，它们没有得到补养，胸腔的肋间肌也变硬了，因此说，这种深呼吸并没有向末端供给所需的能量。

如果你去看湖泊或大海的水面，你可以观察到水流是如何轻柔、巧妙地浸湿了沙子，却不扰动到它。所以我们在吸气的过程中，必须让吸入的能量浸润肺泡细胞，好让细胞得以吸收能量。

体式中的呼吸

如果你仔细观察不同体式中气息的接触，你会察觉到在不同的体式中，气息触及了身体的不同部位。也就是说，是气息移动并接触身体。即便是你深吸一口气或深呼一口气，每次气息与身体的接触部位都会有所不同。每一次呼吸，气息有时接触了内在部分，而有时则接触了外在部分或中间部分。当做一个深吸气或深呼气时，你喜欢联结仅仅是气息触及的那个部位，而忽略了其他部位任其干涸没有知觉。土地干涸，就会龟裂。同样，凡气息触及之处皆被滋润，而未达之处仍旧营养不良。也就是说，一边在进展而另一边却在衰退。练习体式时，要学会观察气息的入或出，气息要与躯干均匀地接触。

第一段选自"艾扬格讲呼吸控制法"，1984年10月，旧金山艾扬格瑜伽学院回顾。
第二段选自"年轻人对瑜伽的好奇和兴趣"，2008 RIMYI年度提问。

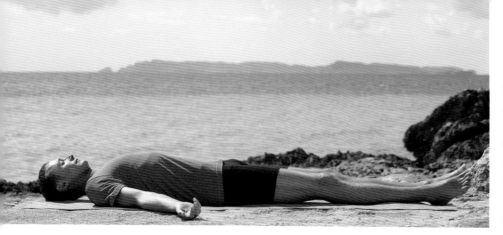

1 以挺尸式躺下（见第 62~63页），闭上眼睛。呼气，放松横膈膜，腹部朝向脊柱的方向松下去。通过鼻腔做一个缓慢而稳定的吸气，在肺部被充满时，你感觉到空气在腭顶部，听到它发出"sa"的声音。止息1秒钟左右。

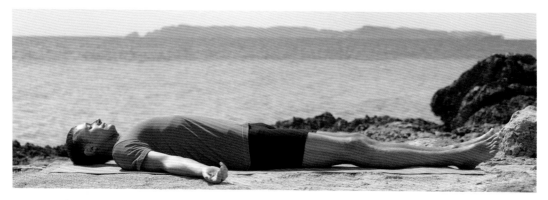

2 平稳地呼气，直到肺排空。感觉到出去的气息在腭顶部，留意到送气音"ha"。等待1秒钟然后重新吸气。这是一个完整的循环。重复8到10次循环。身体转向一侧休息，再到另一侧，然后坐起来。

乌加依呼吸控制法 Ujjayi Pranayama

"当你开始练习时，重要的是先观察呼气时的气息流动。呼气会带来平静的放松。在呼气中，你会体验到身心在'中的状态'。你要明白，恰当的呼气会带来恰当的吸气……对于一些人来说，呼气比吸气更难一些，而对于另一些人则刚好相反。在呼气时你会与内在的那个你相遇，意识到你的存在；在吸气中，你开始了解自己。"

间断呼吸控制法　Viloma Pranayama

"如果练习呼吸控制法时过于仓促或草率，你就会发现气息的流动受到了干扰。内在气息流动的通道方向改变了，此时气息的通道被扰乱。而练习得当时，这些通道便会打开，那么在呼吸控制之间就可以减少正常的呼吸。"

1 先在挺尸式（见第62~63页）中掌握间断呼吸控制法，然后以舒适的姿势坐下来，如吉祥式（见第134页），双手持智慧手印（见第135页）。上提胸骨，下巴放到锁骨凹陷处做收颌收束法（见第150~151页）。

2 呼气，直到肺部排空。通过两侧鼻孔吸气2秒钟，感觉到空气在外鼻膜的流动。止息2秒，吸气2秒，止息2秒，继续这个流程直到肺部被充满。然后止息3~5秒钟，慢慢呼气直到肺部被排空。这是一组完整的循环。重复6~8个循环后，以挺尸式躺下来休息。

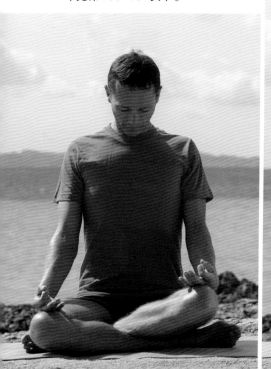

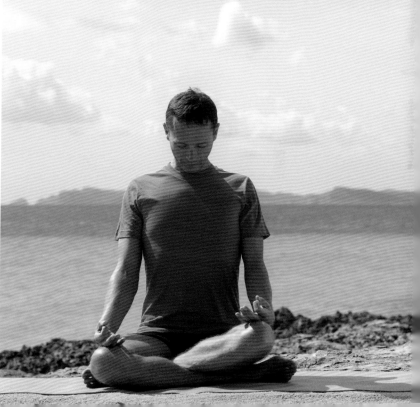

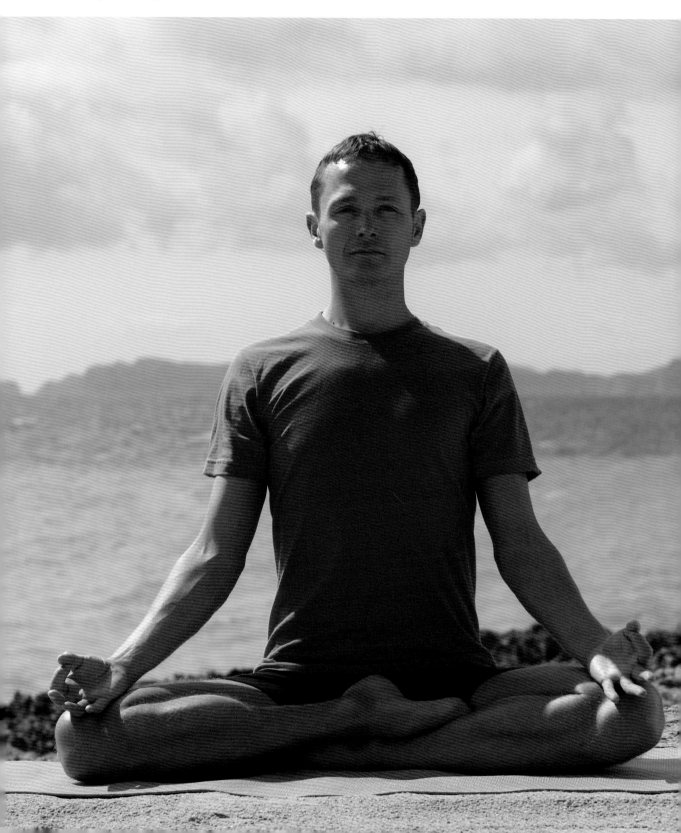

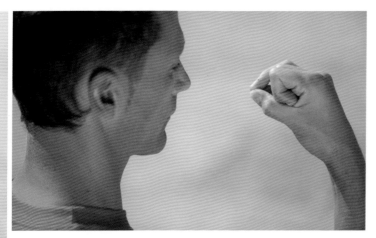

1 以任意一个舒适的坐姿坐立，双手持智慧手印（见第135页）。

2 将右手食指和中指放到大拇指根部，伸出第四和第五根手指。向手掌方向弯曲食指和中指，然后通过将大拇指的指尖与小指和无名指指尖相触做成个圆圈，抬起手指来到鼻子。

经络清洁呼吸控制法 Nadi Sodhana

　　"我的学生耶胡迪·梅纽因（Yehudi Menuhin），在某种程度上，是我间接的导师。从他那儿，我学会非常精准地把手指摆放在鼻道上……我观察到他的手指如何工作，指关节在小提琴琴弦上如何滑动，大拇指指尖在弓上、手指在弦上如何摆放。这些启发了我如何在鼻子上放置大拇指和其他手指去控制鼻膜内膜，为我的呼吸控制法找到准确的气息通道。"

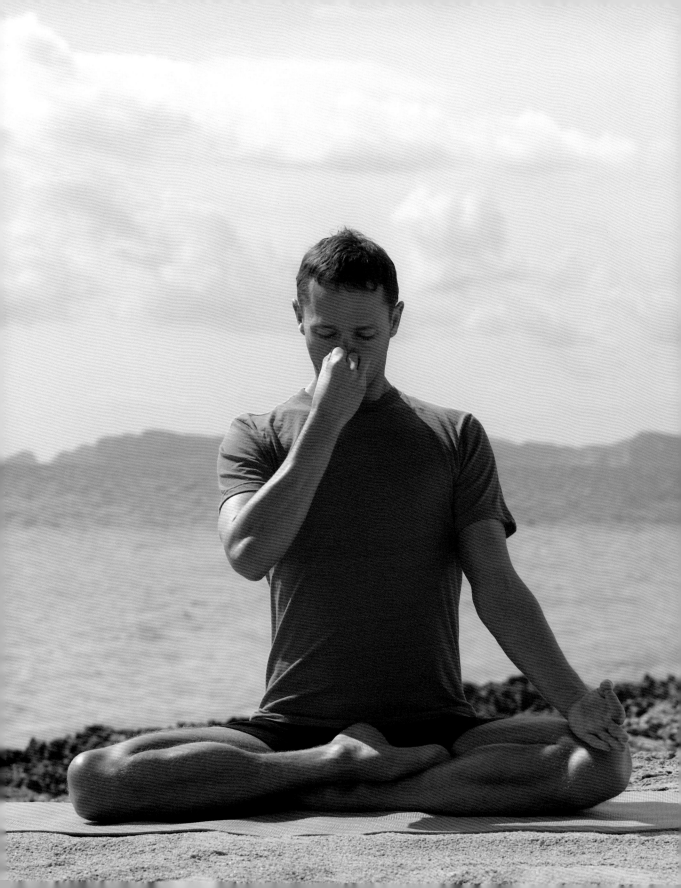

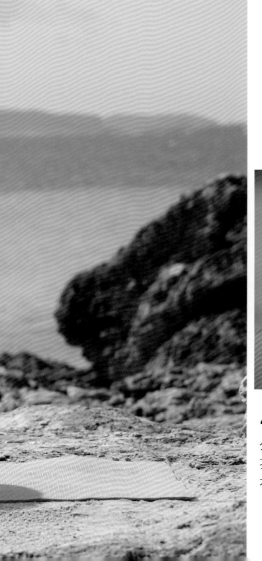

3 上提胸骨，放低下巴到收颌收束法（见第150~151页）。大拇指指尖压到右侧鼻骨下的软骨组织上，无名指和小指压到左侧鼻孔同样的位置上。通过你右侧半开的鼻孔呼气。

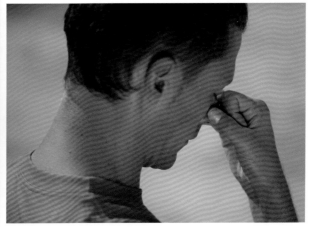

4 继续堵住左鼻孔，同时用右鼻孔吸气。用大拇指指尖闭住右鼻孔，松开其他手指将左鼻孔打开一部分，左鼻孔呼气。暂停，然后用左鼻孔吸气。闭住左鼻孔，右鼻孔打开一部分呼气。这是一组完整的循环。用右鼻孔吸气开始下一轮循环，完成8~10组循环。

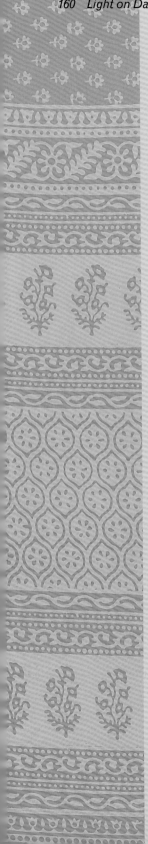

关于帕坦伽利冥想

"当'冥想'一词被提出时，现代人往往以为冥想是一种很容易的方法。当你问他们在做什么，他们常常会说'我在冥想'。帕坦伽利给出了各种方法，因为他知道并不是所有人都能够做到……"

对于无法冥想神的人，帕坦伽利给出了各种方法，并以下面的语句开始：

➤ Maitrī karuṇā muditā upekṣāṇāṁ sukha duḥkha puṇya apuṇya viṣayāṇām bhāvanātaḥ cittaprasādanam（《瑜伽经》1.33）：如果练习者能在面对同伴时，建立友善、慈悲、喜乐的指导原则，如果他培养自己在面对乐与苦、好与坏时的无分别心，那么他的意识就会比较容易居于平静。作为瑜伽习练者，我学会了待人之道，以及当遇到身、心和意识的障碍所产生的困扰时的自处之道，从而走向灵性的净化之路。他想要我们每一个人从那些障碍中明智地学习，这样人们会在进步中懂得体会友善和慈悲，感受愉悦，以及面对干扰练习者的事情时，不起分别心。

➤ Pracchardana vidhāraṇābhyām vā prāṇasya（《瑜伽经》1.34）。另一种可选择的方法是，在柔和稳定地呼气时，以及呼气后被动的止息状态中，体会并保持沉思的状态。

➤ 帕坦伽利从禅定（dhyāna）的至高状态回到呼吸控制。你能看出其意义吗？一个罹患疾病的人只有两个选择：接受他的疾病并向神臣服，或者挑战疾病并用正念去对抗它。接受和臣服都是冥想的一种形式，然而并非任何人都能够达到冥想，所以帕坦伽利想要我们观察向外的呼吸，并且随顺地保持住。在这一过程中，意识在吸气前转入被动、无为的状态，并深入到一种宁静状态。这个静如止水的状态就是praśānta chitta，即宁静状态。它让思潮至少在呼气之时和呼气之后消退。

➢ 然后他说，“全心全意地专注于任何有吸引力的主题”（《瑜伽经》1.35）。（我遵循这一指引，彻底全神贯注投入体式和呼吸控制法中，鉴于帕坦伽利的描述，我们不能称体式是体育运动。）我全心全意地专注于任何有吸引力的理念，自然地移向意识的更高层面。伟大的科学家，一天二十四小时，全身心投入到一个课题上。通过这种全然的参与，集中并专注于他们的课题，他们可以被看作瑜伽行者。

➢ 此时，他展示出了另一个备选方法：Viśokā vā jyotiṣmatī（《瑜伽经》1.36）。沉思心灵的祥和明亮之光。这脱离苦痛之光就是真我（ātman）。但是我们能够直接达到真我吗？你能够想象有多困难吗？

➢ 因此，他在下一句经文中给以指引，“选择那些经历过的和超越了痛苦的人们作为你的专注对象（《瑜伽经》1.37）”。他说：“选定一位理想典范，比如拉玛纳·马哈希（Ramana Maharshi）、拉玛克里希那·帕拉玛哈夏（Ramakṛishna Paramahamsa）、基督、佛陀或其他人。以他们为榜样，通过学习他们的行为方式来培养品性，并体会他们会帮助我们获得意识的宁静。”

➢ 他建议我们学习、回忆并且比较意识清醒的状态、有梦的睡眠状态和无梦的睡眠状态，以便活出并自始至终经历稳定状态。（《瑜伽经》1.38）

➢ 最终，他说，凝视一个令人愉快的对象，有益于意识的稳定，以达到宁静。（《瑜伽经》1.39）

选自“瑜伽智慧之明珠”，《八瓣瑜伽之花环》第1卷，第243~246页。

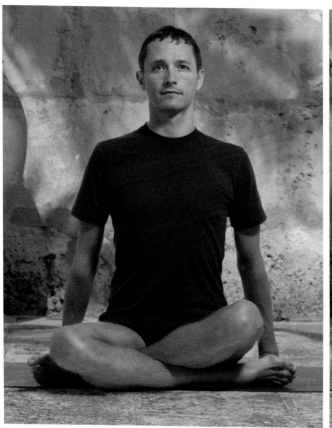

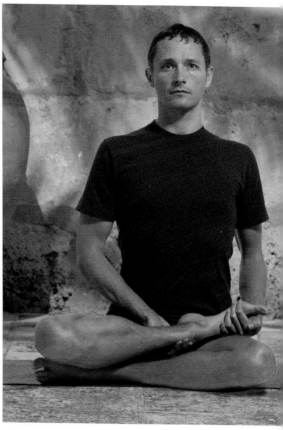

1 以吉祥式坐立（见第134页），然后双手放在髋部两侧。

2 同时用两只手将右脚抬起放到左大腿根上，脚趾碰触到腹股沟。

全莲花式 Padmasana

"有人能够不带着冥想而去练习体式吗？没有冥想，体式就成了体育锻炼。伴着冥想的体式练习会带来平衡、沉思和宁静。帕坦伽利说，Deśa bandhaḥ cittasya dhāraṇā（《瑜伽经》III.3），即一个人既能专注于身体内部也能专注于身体外部……我教授瑜伽体式的方法就是如此：精神的每一部分和身体的每一个细胞都成为专注的对象。"

3 抬左脚放在右大腿上，延展脊柱和躯干两侧，扩展胸廓。双手持智慧手印（见第135页）。保持30~60秒，用双手将左腿松开，然后是右腿。在另一侧重复这个体式，以手杖式结束（见第14~15页）。

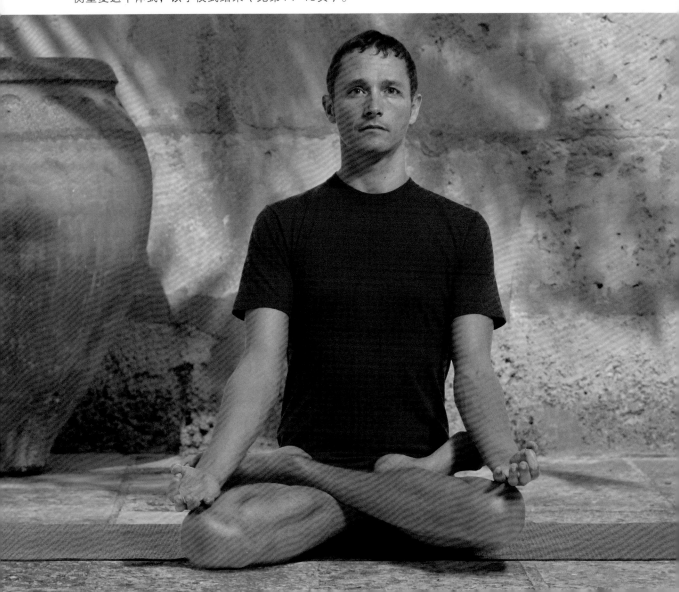

"要记住曼陀罗就是种子，最终你们要进入无种子的状态或者说超越种子的状态。"

Aum的曼陀罗

问：在《瑜伽经》第一章中，帕坦伽利提及曼陀罗"Āuṁ"：人们必须反复唱诵曼陀罗"Āuṁ"并冥想它的含义。你自己唱诵或冥想"Āuṁ"或其他曼陀罗吗？如果是，为什么不在你的学生面前强调更多的冥想呢？

Āuṁ这个词是akṣara，它指不灭的、坚不可摧的、不朽的。Āuṁ这个词有三个字母，它们是ā、u和ṁ。Ā是字母表的开始，从这里创始；u是语音的持续；ṁ是结束交流。所有的字母表和字都融合在这三个字母中。梵文50个音中，除了这三个（ā、u、ṁ）永不消退或毁灭，其他音都会最终消退或毁灭。这三个字母是原始动因，不仅在于词语的发音，而且也在于一切沟通交流。因此，词语变得不朽而永恒。印度的圣人们和瑜伽士赋予它们神圣的感觉。随着ā、u、ṁ获得高于其他字母的地位，它们具有至高的称谓——神，同时也是自我。Āuṁ这个词是坚不可摧的，圣哲把它看作通向神的比加（bīja）曼陀罗或种子曼陀罗。

像念诵"Āuṁ"一样重复念唱一个曼陀罗或神圣的祈祷文，被称作佳帕（japa）。就像我之前讲的，心容易波动和散乱。如"Āuṁ"那样将心专注于一点，或通过看烛光、一朵玫瑰或其他的物体，练习者可以平复思绪并身心合一。对我来说，在练习体式时，心境如一地专注于呼吸即是冥想。正因为带着这份稳定的智性，练习者方可亲证灵魂的存在。

从印度人的观点出发，"Āuṁ"具有特定的含义。你张开嘴巴发"ā"，卷舌发"u"，而"ṁ"代表安静。为了学会安静，你必须闭上嘴巴。这些是语言的根源，就像心源或称穆拉·契塔（mūla citta，指思想的根源）。因此，它们被认为是神圣的声音。帕坦伽利的意思是，要你们冥想着它们的含义念诵，并去感受和经验。没有经验，就无法理解含义；我们也不可能只通过知道它的含义就能有所体验。所以必须去感受……

基本上，帕坦伽利想说的是身体的净化和对契塔的约束。因此，我强调的是身体和心。对于我，体式是曼陀罗，呼吸是曼陀罗，我必须理解每一个体式的含义，并感觉生命力即自我在身体和呼吸中有节律地移动。

选自"艾扬格讲经"，爱丽丝·米勒于1983年7月在浦那的访谈，1984年7月/8月，《瑜伽》杂志。

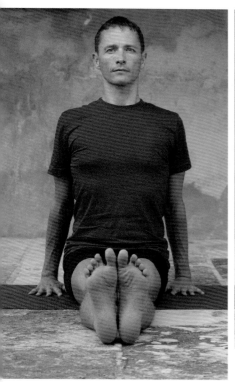 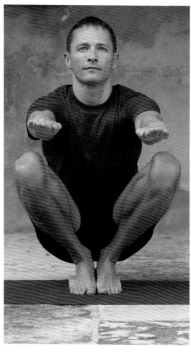 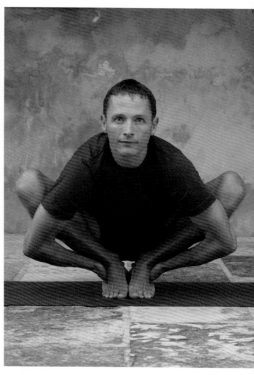

1 以手杖式（见第14~15页）坐立，如果你在第二步需要的话，手里拿一个木楔子或者卷起来的毛巾。

2 蹲下来，两脚脚跟和脚趾并拢，双膝分开。如果两脚脚跟无法放到地面上，可以将支撑物放到脚跟下面。双臂向前伸展与肩同高，两掌心向下。

3 两大腿和双膝向两侧进一步打开，躯干向前移动直到两侧腋窝伸展超过双膝。

花环第一式 Malasana I

"通过练习体式，你不但应该找到外在身体的重心，也要发现整个自我存在的重心。体式应该以这样的方式练习，无论行动、动作、调整、每一根骨头、每一块肌肉、每一个细胞活跃的过程，都与存在的核心相联结。"

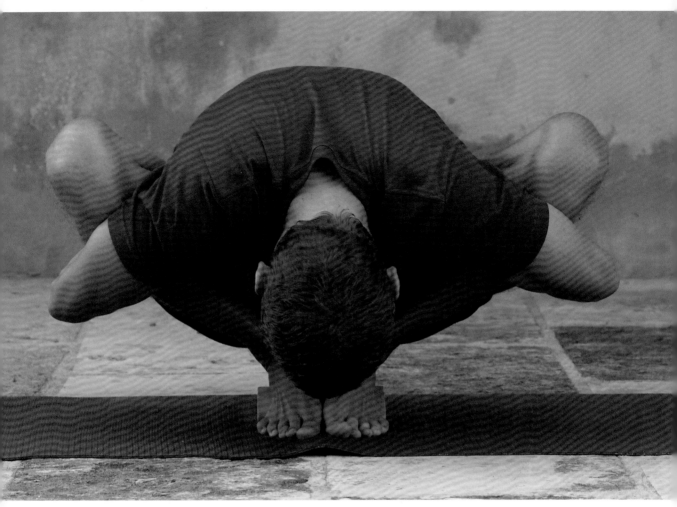

4 呼气，双臂环绕住弯曲的双腿，双掌放到地板上。双手依次放到背后，手指相扣。伸展后背和颈部向上，呼气，将头带向地板。

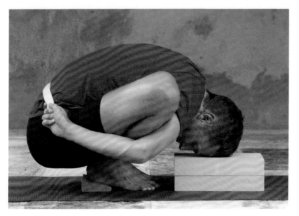

使用辅助工具：如果不能双手相扣，用一根瑜伽带。如果头部不能着地，就放到砖块上。

"学无止境。我在自我练习和教学中不断地工作。"

发展为一名瑜伽士

"《哈他瑜伽之光》（*Haṭhayoga Pradīpikā*）和《湿婆本集》（*Śiva Saṃhitā*）描述了练习演变的四个阶段，从粗浅到精益求精。"

➤ Ārambhāvasthā：是触及表面的初始状态（《哈他瑜伽之光》IV.70~71；《湿婆本集》III.28）。这个阶段相当于瑜伽经中的mṛdu状态——就是解剖学分析的层面。在"触及表面"之后来到第二阶段。

➤ Ghaṭāvasthā：Ghaṭā指一个罐子——身体就像一个器皿或一个罐子（《哈他瑜伽之光》IV.72~73；《湿婆本集》III.55~59）。在触及第一个表层或身体层之后，进入对它内在功能、血液循环、重要器官功能、呼吸的移动等的研究，这就是ghaṭāvasthā。在现代科学术语中，ghaṭāvasthā被认为是人体的生理机能。练习者开始感觉内在结构上的行为如何产生一个生理反应。这个状态相当于madhya，或称学习的普通模式。由这个生理反应，一个新的觉知在心中发展出来。假如你心里想要更多收缩或转动更多二头肌，或者伸展肝脏、加强膀胱底部等，你就必须了解，体式的功效不仅仅限于物理或是生理的层面，同时也包含了心理的层面。体式练习强化内在身体。什么是内在身体？内在身体就是心——这是体式中的第三个发展阶段。心去感觉，但不是辨别，所以它与它的朋友、向导和哲学家——智性商量，用身体去熟悉它。

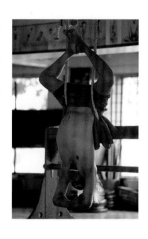

➜ ➜ ➜

古儒吉从不间断每日包括
20分钟吊绳倒立的体式
晨练。

➜ Paricayāvasthā （《哈他瑜伽之光》IV. 74~75;《湿
婆本集》III.61~65）：Paricaya，字面上指认识，即使智性
靠近并与身体、感觉和心的功能相接触。这是熟识的状态，
即心会同智性充当介于身体和有机体之间的公关人员……同
样地，心将智性引向身体各个部位，并通过带领智性贴近身
体的各个系统，让其接触解剖的身体、生理的身体、心理的
身体、生理器官和感官的知觉。完成这些之后，智性、心、
生理器官以及解剖学的身体就能像一个协调一致的独立单元
那样运作。在这阶段，智性整合表层身体以及内在身体，一
步步向内直至存在的核心，以渗透整个存在。这个阶段相当
于《瑜伽经》的adhimātrā，即意志坚定和精神稳定的阶段。
最终，我们来到了演变的最后阶段，即解脱。

➜ Niṣpattiāvasthā （《哈他瑜伽之光》IV.76~77，《湿
婆本集》III.66）：是成就或圆满的阶段，这时，意识与身
体（解剖的、生理的、心理的和智性的）合为一体。当它们
合一时，二元性或身体、心、智性以及意识之间的差异消
失了。

选自"瑜伽与和平"，1986年10月巴塞罗那对话。1986年冬首次发表于Dipika
伦敦艾扬格学院，也刊登在1988年4月维多利亚瑜伽中心《社会时事通讯》上。

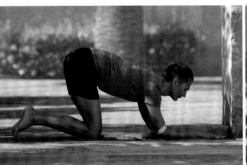

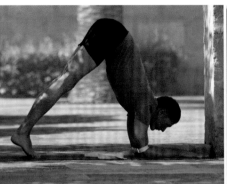

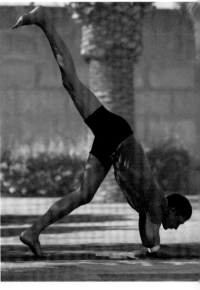

1 放一张垫子和一块砖，砖的长侧抵墙。用瑜伽带绕住两前臂，以确保双臂保持与肩同宽。跪在垫子上，双手放到砖两侧。大拇指与其他手指成直角放到砖的两侧。

2 两前臂和双手相互平行，双肘、前臂和双掌下压地板。双腿伸直，向前走一小步，来到脚趾上。颈部伸展，头部尽可能高地向上抬。

3 稍微弯曲左腿，呼气，右腿朝向墙面上摆，左腿紧跟着抬起。

孔雀起舞式 Pincha Mayurasana

　　"人们会惊讶地了解到，他从不曾用双脚跟后侧相同的位置碰触墙面。他有可能正在寻找平衡，但皮肤的感觉可能会告诉他，运动神经在他一条腿上伸展而在另一条腿上收缩着。做这个体式时没有人想过，要与身体另一侧相同部位或同一个点做同样的接触……当这样的缺陷被解决后，他就完美地达成了体式。"

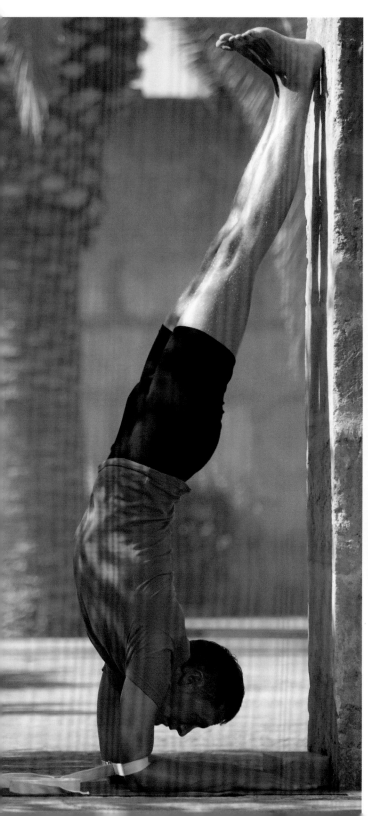

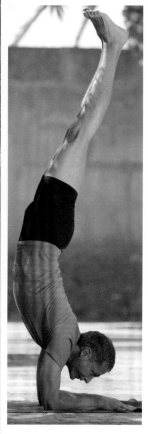

4 两脚跟抵墙面，双腿、双膝和双脚踝同时伸展，上提双肩，保持头部上抬。在这个体式里停留20~30秒，呼气，依次放下双腿。头部放下来几秒钟后再站起来。下一次练习时，先抬左腿。

自由平衡：做好体式后，双脚依次离开墙面保持平衡。最终，进行无墙面辅助的练习。

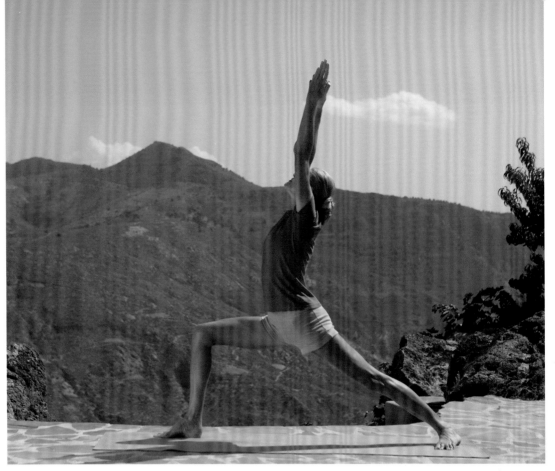

1 以战士第一式开始（见第98~99页），弯曲右腿，躯干朝向右侧。

战士第三式 Virabhadrasana III

"如果练习体式是一种折磨，谁会想要练习呢？如果你练习是为了学习和了解自己，那练习就会变成一种喜悦，并带来觉醒。它不仅可以产生生命的动力，带给你灵感，还会获得知识的甘露。前进与退步，循环往复，而智性不滞。这就是你永远都可以在我的练习和教授中找到新鲜感的原因。"

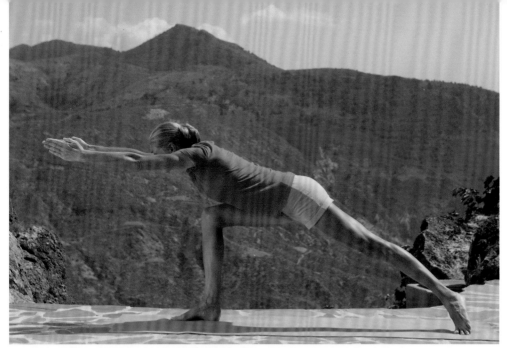

2 呼气，在右腿的上方延展躯干，将胸廓放在大腿上。向前伸展躯干和双臂。

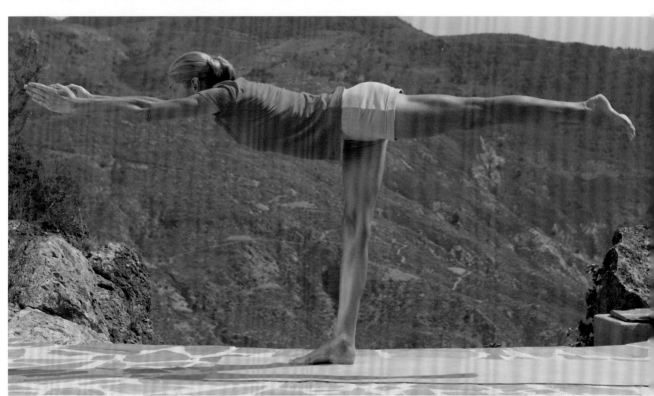

3 呼气，抬起左腿，伸直右腿。保持臀部水平，胸廓、右腿和双臂与地板平行。眼睛看向前方。在这里保持20~30秒，均匀地呼吸。呼气，弯曲右腿，左腿放下来进入战士第一式。伸直腿，转入手脚伸展式（见第108~109页），在另一侧重复这个体式。以山式结束。

"外在是老师，但在内在，他更应当是一名学习者。"

教学的艺术

"教学就是学习，重新学习才是真正的教学。接受你的学生并将其视为神的恩赐，再次开启你的智性，睁大眼睛重新思索并且重新去做。神是如此慷慨，派遣这些付费的学生求教于你，精炼你在教学和学习两方面的修习。"

每一位来找你的学生都带着一些新的问题。没有哪两位学生是相同的。因此，教授并非鹦鹉学舌式的教学。每位学生都应当被认真研究。老师更应当体察学生的理解水平。既然每个独特的学生都会带来新的思考角度，那么老师就应当通过思考和学习的调整过程来获得经验。

不要区分你自己和学生，就像母亲爱自己的孩子，老师应该带着慈爱指引他们前进。如果在老师和学生之间有所疏离，老师就会过于自我，师生之间也会出现沟通隔阂。老师之所以成为老师，是因为他知道并更多地学习，以传道给学生。教学并不会让人成为某个课题的大师，因为生而有涯，学无止境。有需要时，应施予同情、严格和纪律。教学需要爱、怜悯、坚定和决心，外在像一头咆哮的狮子，而内在像一只羔羊，这并没什么错。

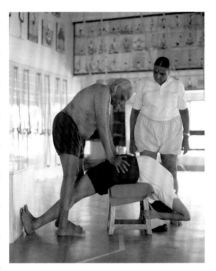

→ → →
古儒吉正在指导他的孙女阿碧加塔·室利达尔晨练。他的女儿吉塔·艾扬格在旁观察。

作为老师，我知道老师的职责。当学生和老师在练习或教学时，我会装成凶巴巴的样子，好让他们保持警觉和清醒。当老师们来求教时，我让他们忘记自己是老师，而把自己当成学生。因为我想要他们在练习和教学时学习和再学习、反思和再反思。

当学生来求教时，我把他们当作神一样对待，因为我们都是神的孩子。从外在上，我把他们当学生。就像以人为镜，我通过观察他们的面部表情来判断自己的教学是否得当，因为他们的面部会快速显现出他们对于教学的反馈。

老师应当通过协调心和脑，边教边学。他必须学会权衡每位学生的智商和情商，这能帮助他精进自己的教学艺术。作为老师，他的内在必须是一名学生。作为老师，他必须做功课去研究在教学中哪些表达了，哪些疏漏了。对错误的观察不仅有助于纠正学生，也同样有助于完善作为老师的自己。为了进一步发展这种能力，老师需要时时警醒，并努力不懈。

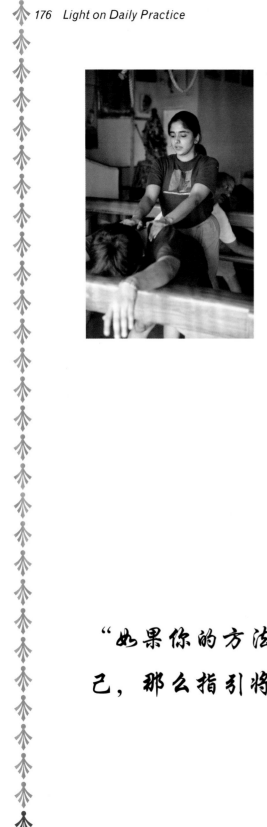

➜ ➜ ➜

古儒吉声明，做老师必须由有能力的老师指导，但也需要凭借自我判断去工作。阿碧加塔·室利达尔师从一个著名的教师家庭。图中她作为老师正在一堂医学课中传授她的观察所得。

当学生犯了错，老师应当反思自己是否也犯了同样的错误。我以前这么做，现在也依旧这么做。这种敏而好学的精神让我成为一个好老师。

所以请不要把成为老师作为练习瑜伽的唯一目的。如果机会出现了，就顺之任教吧。当我学习的时候，我从未想过有一天会去教授瑜伽。我的处境让我不得不成了老师。如果没有学生来找我，我会说神希望我投入更多时间练习。学生来了，我跟自己说神希望我为他们服务。这两种情况我都视其为神的恩惠。

"如果你的方法是坦诚的，并且你相信自己，那么指引将来自你的内在。"

寻找古儒

"当你遍访医生求治时，你需要详细解释你的病史。一个新医生需要知道你过去的健康状况、体质以及你对药物的反应等。如果他不知道你对某些药物过敏，你们俩最终都会陷入麻烦。同样，一个老师传授知识时，要留意学生并相应地观察他的本性、体质、心理架构、身体能力和智性。过去，古儒吉常常研究那些被允许留在他静修中心或住处的学生。现在在静修中心那样的生活也许不可能了，但是我们需要一个这样的老师，他能判断和决定教什么。"

此外，当我们去求教好几个古儒，我们既学不到也弄不明，陷入莫衷一是的困惑心态。就教授瑜伽而言，方法论的混用和心中的困惑不仅伤害古儒，同样也伤害学生。因此在选择古儒前就应早作准备。在我小时候，我常常在一些平房前看律师们的名牌字匾，上写"律师资格（英国归来）"。如今，西方瑜伽老师在宣传资料中也会写着"瑜伽老师（印度归来）"。

首先，踏踏实实地师从一个古儒，学习、反思并吸收，然后成为自己的古儒。你的内在之光将开始指引你，这种成熟的智性将引导你走向至高的智性，即帕坦伽利所说的vivekaja jñānam。

在消化、吸收所学之后，如果一个人发现他的第一位古儒故步自封不思进取，那么他可以求教于另一位古儒。届时你自己的意识将引导你判断是否选对了古儒。

选自"一位真正的老师就是一名内在的学生"，第174~176页，《八瓣瑜伽之花环》第8卷，第100~103页。本页选自"一个老师或几个老师"，《八瓣瑜伽之花环》第8卷，第94~95页。

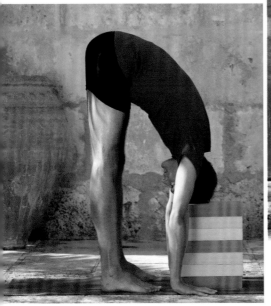

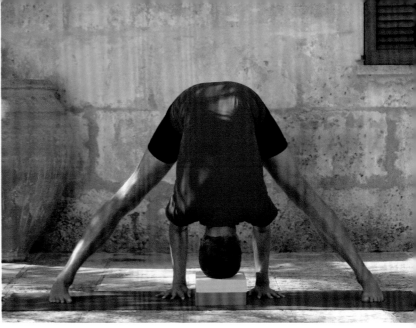

1 以站立前曲式（见第114~115页）开始，双脚分开与髋同宽。将头顶放在一个凳子或砖上，支撑物的高度要足够舒适。放松双臂。在这里保持30秒至5分钟。

2 双脚逐步分开至1.2米宽，双脚平行朝前。双掌放到地板上，并与双肩在一条直线上，头放到砖块上，高度应该足够舒适。这是双角式。在这里保持30秒至5分钟。

支撑头倒立式的准备 体式序列
Preparing for Salamba Sirsasana

"人们必须在试图进入支撑头倒立之前，先从引入能够让血液过滤或渗透到大脑细胞的体式开始，而不是从血流直接冲击大脑细胞的体式开始……以这样的思路安排练习的顺序，可以保护人们免于受到伤害，并建立身体、生理机能和心理上的信心。"

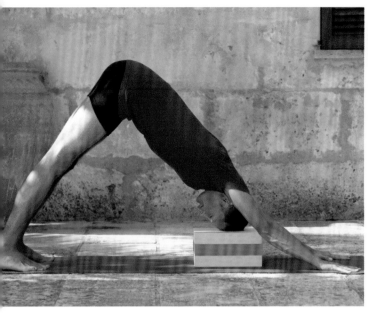

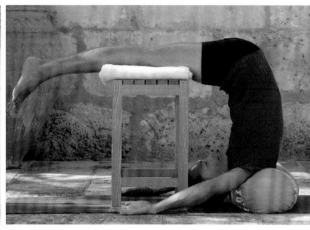

4 进入用椅子或长凳和抱枕辅助的犁式（见第43页），双臂放松，两掌心向上。在这里保持30秒~5分钟。

3 进入下犬式（见第104~105页），前额舒适地放到足够高的砖块上。在这里保持30秒~5分钟。

5 现在在你的垫子上放一个叠起来的毯子，为支撑头倒立学习正确地放置双手和双臂（见第72页）。

6 伸直双腿，双脚放在地板上，来适应头在低处的位置。当感觉舒适时，请一位老师引导你，向上来到支撑头倒立（见第72~75页）。

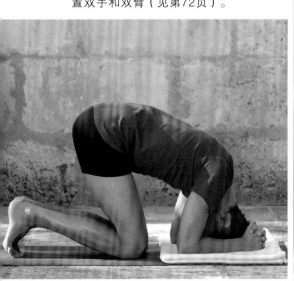

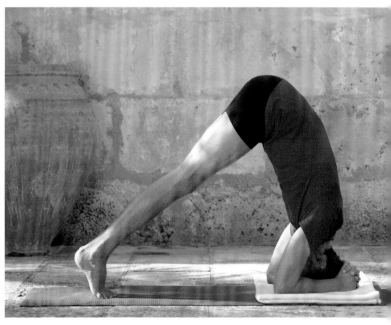

脊柱扭转式（椅上）
Bharadvajasana(on a chair)

　　"先开始简单的扭转，不要让腹部肌肉紧绷，好让脊柱肌肉毫无压力地延展。进行侧身扭转时，训练腹部肌肉和器官保持被动……建议通过身体的扭转来保持腹部肌肉的柔软，而非紧绷。"

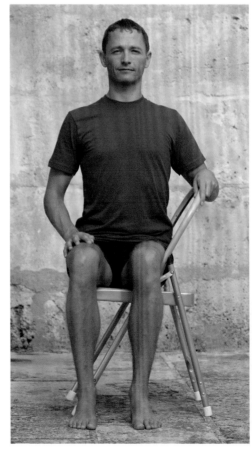

1 身体侧坐在一张椅子上，左侧对着椅背。保持两大腿和双脚平行并稍微分开。身体坐直，眼睛看向前方。

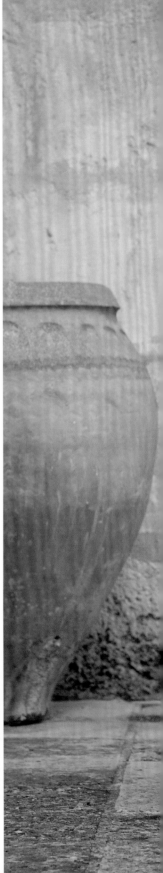

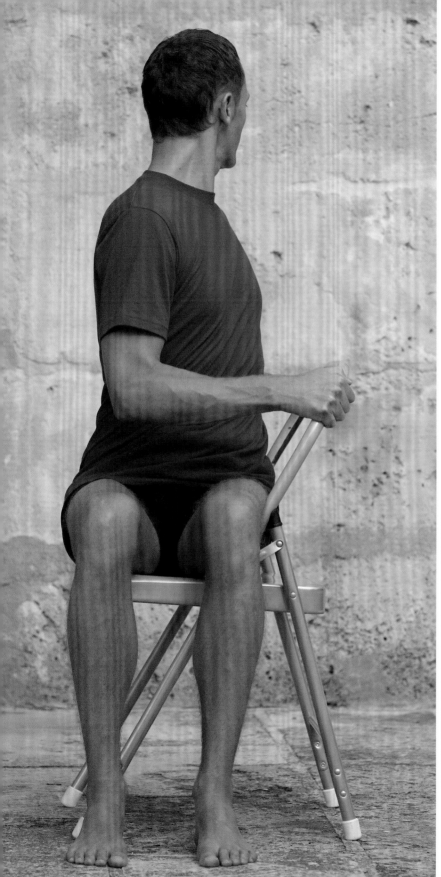

2 吸气，上提躯干，胸廓转向左侧，抓住椅背。两肩胛内收，肩骨向后转。上提脊柱，呼气，转头看向左肩上方。在这里保持20~30秒。放松双手转向前方。身体右侧转向椅背，在右侧重复这个体式，然后放松。

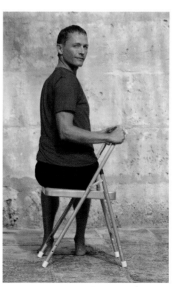

后 视 图

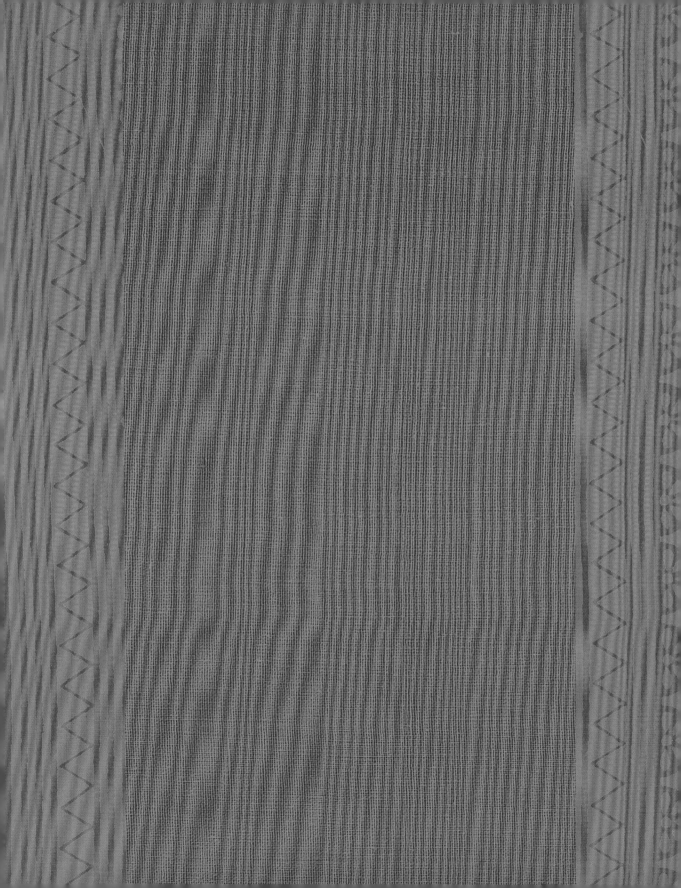

瑜伽的生活方式

"如果觉知要在正确的通道流动并散布到全身各处，体式就必须处于正确的姿势中。"

瑜伽和身体

"我们被包裹在五鞘或层当中，它们被称为物质身体层（annamaya kośa）、生理有机层（prāṇamaya kośa）、心理层（manomaya kośa）、智性层（vijñānamaya kośa）和喜乐层（ānandamaya kośa）。让我粗略地翻译一下，这五层是：骨骼和肌肉所组成的物质身体层、生命器官所组成的生理有机层、神经系统和心所形成的包含五感的心理层、心智形成的智性层，以及真我所形成的喜乐层。"

瑜伽练习要互相渗透贯通这些被称作"pañcakośa"的五层。为了进一步简化，让我这么告诉你，神经系统被称作心理身体，是介于精微身体和外部身体的桥梁。或者说心理层是生理有机层和智性层的桥梁。如果物质的和生理的身体在一边，那么智力体和喜乐体就在另一边。我把神经系统称作心理层，神经就像身心的桥梁。因此，对于练习者而言，保持神经的健康是非常重要的。神经如果受到干扰，会让人陷入完全的沮丧和消沉之中，身、心和智力都会受影响。这就是为什么我认为神经是外部身体和内部身体的桥梁。而这些体式的意义就在于发展壮大神经系统。一旦神经系统发展壮大，那么物质身体将被遗忘，但是心理身体将被教授带着身体靠近精神身体，然后你便通过心念运动来尝试发展我所说的智性的统一。假设我在做蝎子式，我观察我的智性如何从脚底和脚趾的底端一直朝着双手手指的中部底端流动。是不是一只手臂里的流动是弯曲的，而另一只笔直通畅？那时我们不是在看姿势，而是在观察内在身体如何运作、内在觉知如何运作。我们调整的不是身体而是觉知。一旦觉知开始运行，身体就找到了它正确的排列和校正；正如水找到了它的水平面，觉知找到了它的水平面。智性根据我们已经在身体里建立好的途径或路径流动。如果体式是之字形，智性也以之字形流动。觉知跟随智性，无论你是发动智性或是产生活力，觉知都相随而至。

人类由三层体系结构构成。它们是因果体、精微体以及粗钝体（指容易被看到和认知的外部身体）。体式练习带领练习者从外部身体接触精微体并且从那里走向因果体。因此，它连接和交织粗钝体到因果体，因果体到粗钝体。每个体式就应该这么进行。

选自"从意动的行为到遍布全身的觉知之旅"，艾扬格瑜伽学院回顾，旧金山，1992年冬。

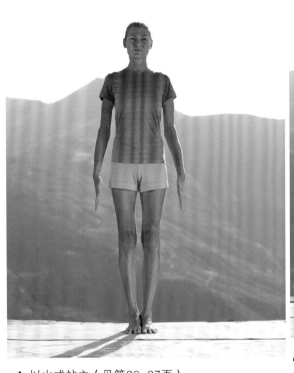

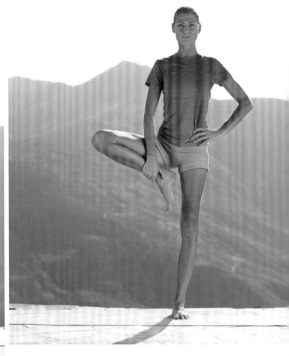

1 以山式站立（见第26~27页）。

2 左手放于髋部，弯曲右膝，右手抓住右脚。右膝上提并向外打开，上提胸廓。

树式 Vrksasana

"毕钵罗树（现菩提树）是一棵巨大的榕树。它的根深而广阔地扎入泥土中。它的树干向上生长，不断地向最外面生发出枝叶。枝叶接触着空气、吸收着阳光、吐纳换气、接受雨水的滋养并用它滋润的汁液去浇灌整个树体……我们就是大树。我们的大脑是我们的根，我们的脊髓及躯干是树干，我们的四肢——手臂和腿是树枝。"

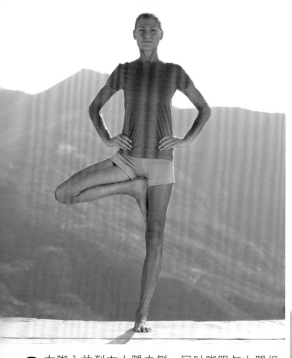

3 右脚心放到左大腿内侧，同时脚跟与大腿根部相抵，双手放于髋部。

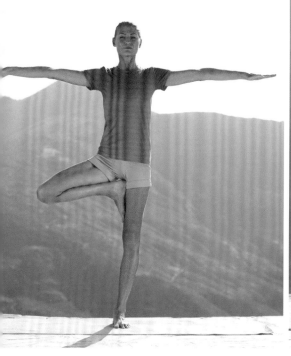

4 同时，保持站立腿直立而稳定，右膝向后压。双臂侧展，与肩在一条直线上。躯干两侧向上提，打开胸廓，眼睛看向前方。

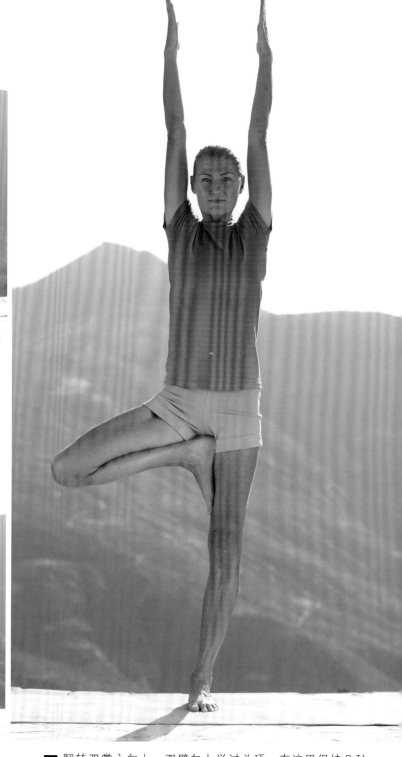

5 翻转双掌心向上，双臂向上举过头顶。在这里保持几秒钟，放下双臂，抬起腿回到山式。在另一侧重复这个体式，以山式结束。

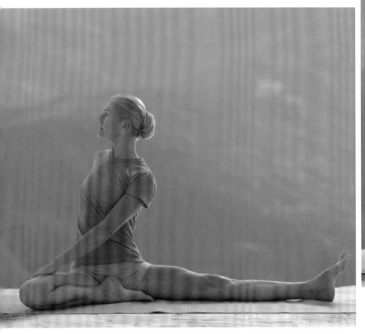

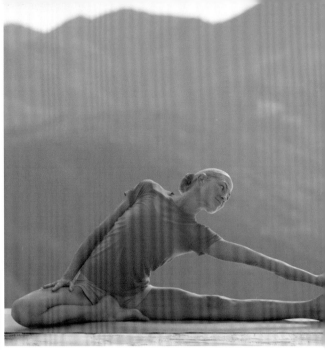

1 以手杖式（见第14~15页）坐立。弯曲右膝，将右脚跟抵到右大腿根部内侧，同时右腿向后移，上提并扭转躯干，转向弯曲腿的一侧。

2 左臂伸展超过左腿并旋转，同时翻转掌心向上。左手大拇指、食指和中指抓到左大脚趾。眼睛看向左脚的方向，躯干转向右侧，上提胸廓。

头碰膝扭转伸展式
Parivrtta Janu Sirsasana

"瑜伽练习（体式、呼吸控制法和制感）赋予我们工具来清洁、调理身体机能并使之有序，从而达到和谐统一，因此会有开花结果的一天……在头碰膝扭转伸展式里有个动态的扭转动作，它扭转了整体存在的核心，清洗、洁净了内在器官和神经系统。在扭转中，纵向和横向的练习保证了习练者智性和情感的平衡。"

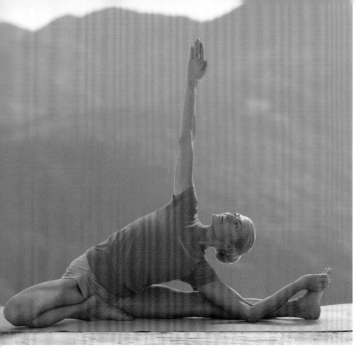

3 弯曲左肘，同时将左侧躯干向外展的大腿拉近。延展右臂向上，扭转躯干，眼睛向上看。

4 伸展右臂举过头顶并抓住左脚。拓宽双肘，呼气，扭转躯干向上。尝试着将左肩后侧放到左膝前面，再转多一些将左肋的后侧放到左膝上。保持20秒，吸气，放松双手并坐直，伸直右腿回到手杖式。在另一侧重复这个体式，以手杖式结束。

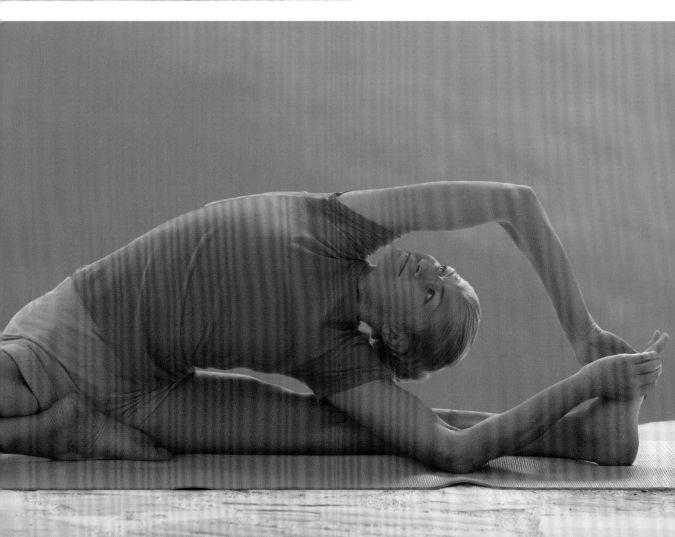

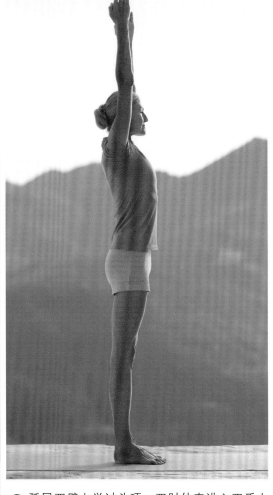

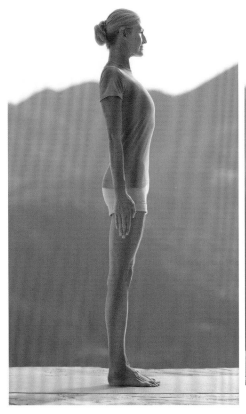

1 以山式站立（见第26~27页）。

2 延展双臂上举过头顶，双肘伸直进入双手上举式（见第110~111页）。双臂平行且与地板垂直，胸骨上提。

幻椅式 Utkatasana

"如果你改善和调整了……在练习体式时，你的骨骼肌肉的身体和生理的身体将彼此协作。接着，两者会有效地作用于神经和腺体系统。这个向内渗透的过程会带领我们从粗钝体进入精微体。因此，能量不仅会到达最粗糙的区域，也能到达最微细的区域及最边缘的地方。"

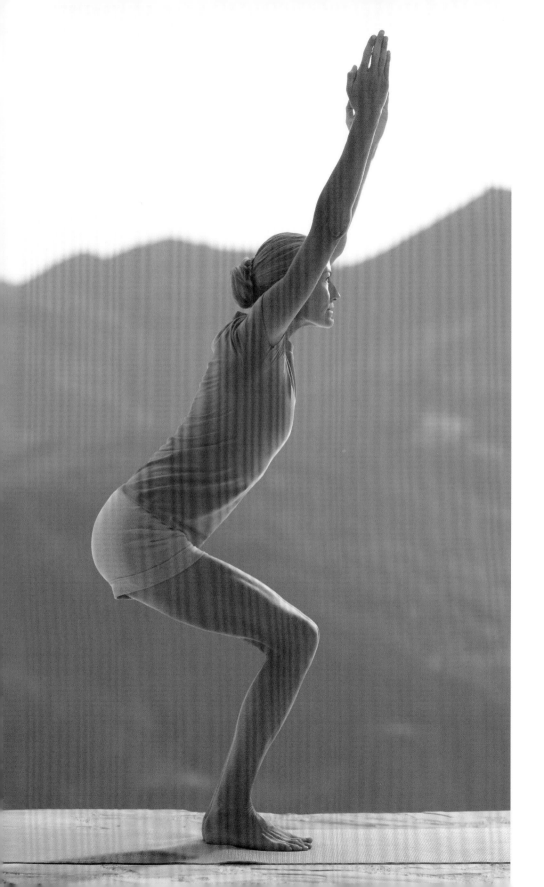

3 呼气，弯曲双膝，尝试着让大腿与地板平行。躯干向上伸展，保持胸廓尽可能向后。在这里保持20秒，均匀地呼吸。吸气，双腿伸直回到双手上举式，然后放下手臂回到山式。

瑜伽和血液循环

"我经常强调，为了保持健康，人们一定要有完整有效的呼吸和循环系统。所有体式包括呼吸控制法的练习，都直接和间接地作用于提升我们体内强有力的血液之流的质量和流量。"

我们的血液含有各种成分，比如血浆、免疫球蛋白、纤维蛋白原、红细胞、血红蛋白、白细胞、血小板以及其他激素和蛋白。每60秒一次，一天1440次，血液在人类身体系统中穿行6万英里或9.6万公里。每分钟70次，这些血液的洪流冲击着身体最大的动脉——主动脉，在平均寿命长度中共传送25亿次撞击。即使是坚硬的金属管子也无法长时间承受这样的撞击。然而，由于人们的习惯性滥用，血流的力量被削弱了。

瑜伽练习能够抵消伤害并让系统重新回到正轨。从站立体式到倒立以及后弯体式，练习者运用肌肉、关节、骨骼、筋腱、组织和纤维来收缩、冲洗、膨胀、搏动，并且通过庞大的身体内部网络来过滤血液。体式首先帮助我们在身体的任何角落都有健康的血液循环……

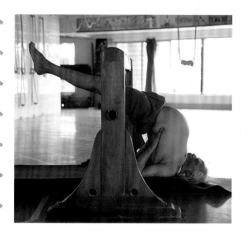

➜➜➜➜

身体倒置时，就像在有支撑肩倒立变体当中，静脉血流向心脏，不受地心引力的影响。另外，倒立体式训练肝脏、胰脏和脾脏，确保血液充分供应到这些区域。

"不同的呼吸控制法促进血液循环，帮助神经和腺体恢复平衡，并让心清明。呼吸控制法所带来的纯净空气滋养了血液。"

选自"血液——一颗宝石"，《八瓣瑜伽之花环》第8卷，第244～248页。

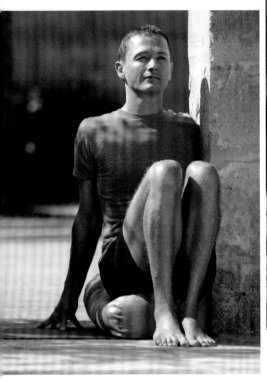

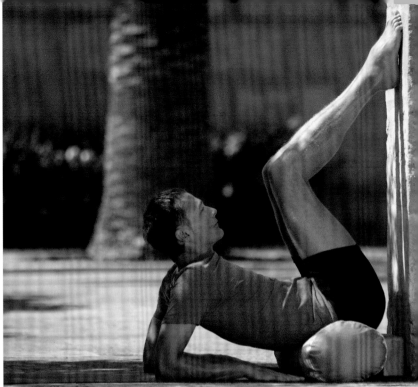

2 转过来面对墙，手指在身后做支撑。转向墙，依次抬起两腿，并弯曲双膝。两手掌向下推，移动两侧臀部靠近墙。

3 放低身体直到双肩落到地板上。伸直双腿，头部和颈部放松，胸廓提起，双肩移向抱枕。双臂向两侧打开，两掌心向上，闭上眼睛。休息3~4分钟。双腿交叉进入吉祥式（见第134页），暂停一会儿，打开双腿，推进墙，滑回到垫子上。

1 将一块砖长的一侧抵到墙，放一个抱枕与砖平行。身体侧面对墙坐在抱枕上。

倒箭式 Viparita Karani

"当保护心脏的肌肉得到放松，心脏的直属肌肉也就放松了。如果一个人通过其他类型的锻炼来强健心血管系统，他需要利用身体进行大幅度的激烈运动，比如慢跑或跑步。这种激烈的运动方式会带来震颤，而在瑜伽体式中，一个人不需要刺激或使心脏快速跳动，就可以为心脏肌肉带来非常良好的血液循环。"

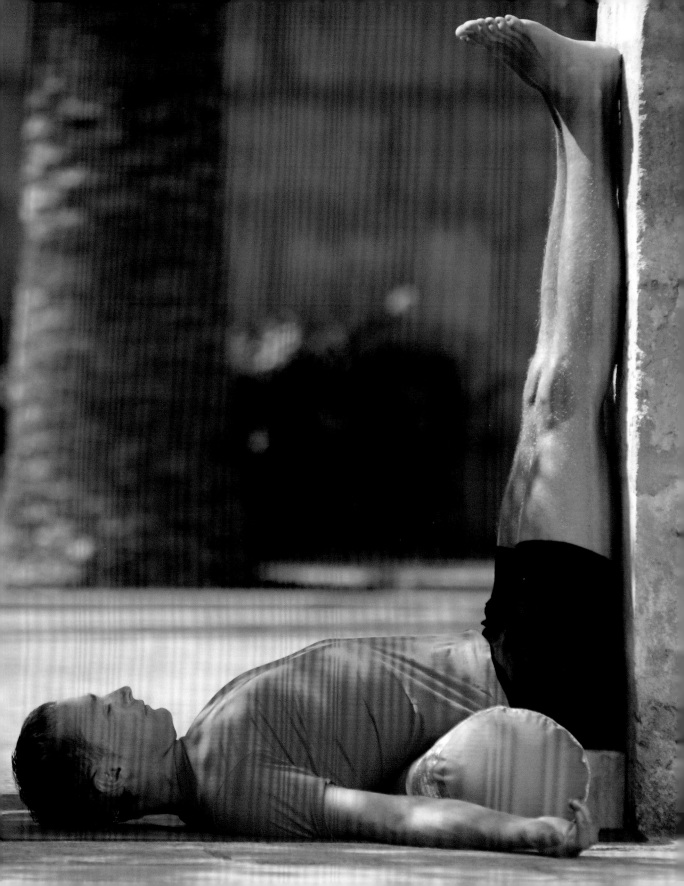

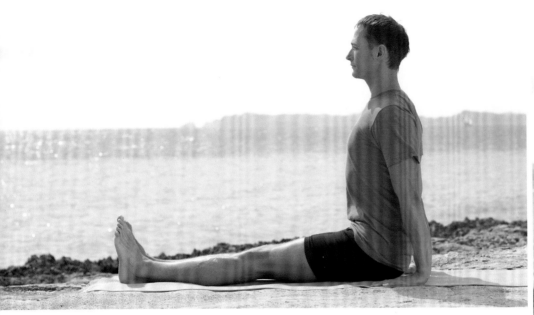

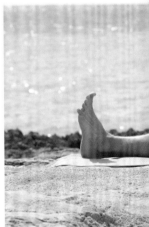

1 以手杖式坐立（见第14~15页）。

2 弯曲右膝，脚跟拉到臀部。右脚向下压，呼气，上提脊柱。躯干向右转90度。弯曲左臂，左肩向前移，超过弯曲的右膝，左手掌向前。

圣哲玛里奇第三式
Marichyasana III

　　"带着意识的努力和关注，血液和能量均匀地遍布身体，细胞保持着健康。《瓦拉哈奥义书》（*Varāha Upaniṣad*）说过'血液充满着宝石'（ratna pūrita dhātu），是指在人体的血液中有一种特殊的成分和基本要素……也就是说，血液的品质应当被提升到有如宝石一般。这就是体式的效果，它会逐步建立起有如宝石般的细胞系统。"

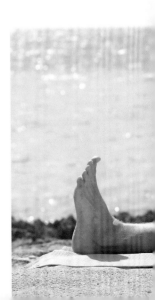

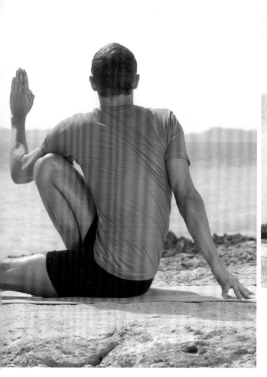

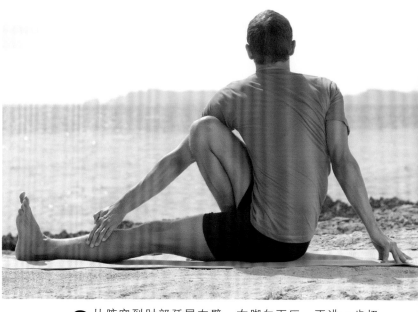

3 从腋窝到肘部延展左臂。右脚向下压，更进一步扭转，推腋窝抵住膝部外缘。

4 呼气，左臂环绕弯曲着的胫骨和大腿，绕到背后接近腰部。右手抓住左手腕，或相反的方式，掌心朝外。延展向外伸展的腿，转头看向左腿的方向。在这里保持20~30秒。放松双手，转回到正中。放低弯曲的腿进入手杖式。在另一侧重复这个体式，以手杖式结束。

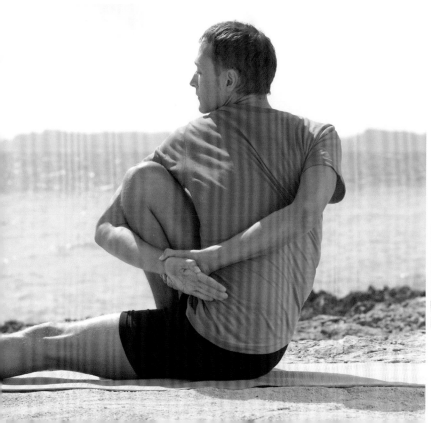

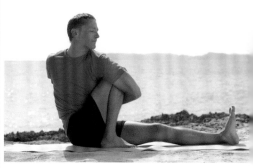

前视图

套索式 Pasasana

"就像医生在特定的位置捆上止血带来控制血液循环，体式也在起同样的效果。当你练习圣哲玛里奇式或套索式时，你在做什么？你正在阻止血液在特定部分的流动，你改变了血流的方向，让血液从这些地方流动到那些打开的、可以让血液循环或渗透的通道。当你放松体式时，血液便散开，供给到干涸的区域。这就是体式产生能量的方式。"

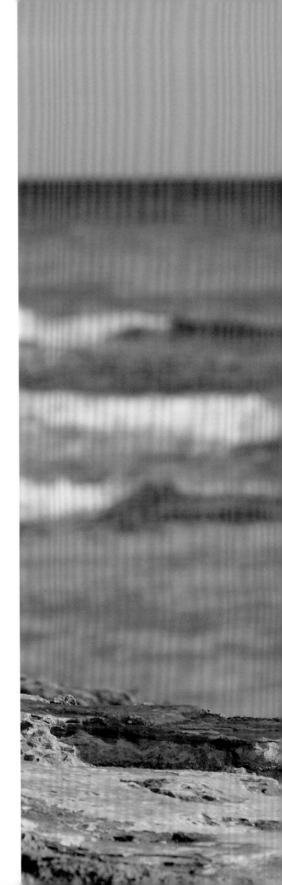

提示：由于这是一个高级的体式，所以没有给出相关的指导。请参照古儒吉的最终体式（详见《瑜伽之光》）。"是体式演变了还是我们在演化？体式是由我们达成的，当我们更加专注于练习时，我们便演化了。很显然，当我们持续练习时，体式的呈现质量就提高了。尽管我们经常会使用'完美'这个词，却很难达成完美。"

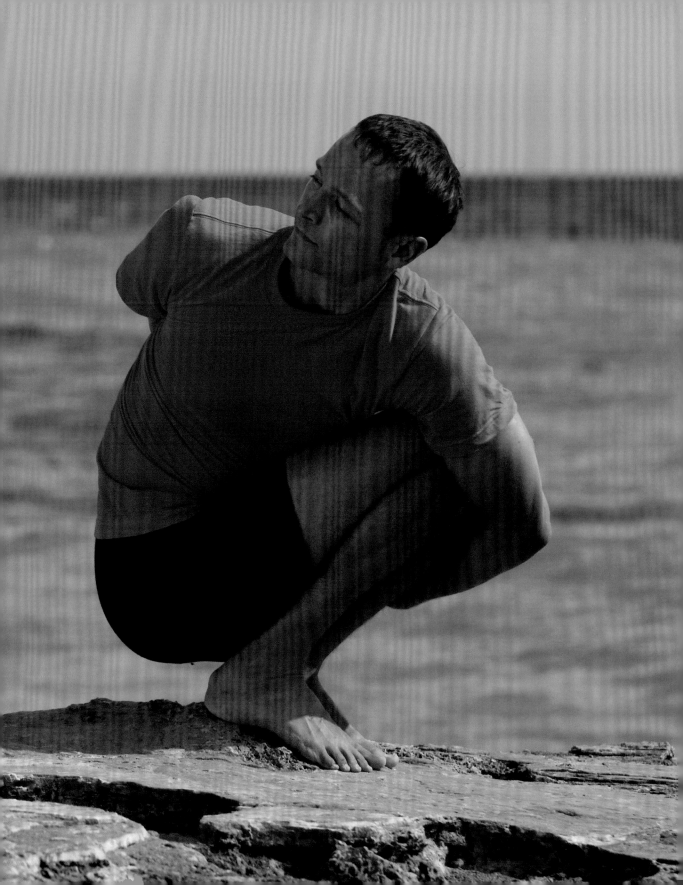

脊柱

"我们由呼吸、循环、消化、神经、腺体和生殖~排泄系统组成。每一部分要健康规律地运作，都要与其他部分彼此依靠。荷尔蒙系统的分泌被认为是心神安定的核心要素。这些系统的家就是脊柱（merudaṇḍa）。脊柱、脊柱的肌肉、神经以及液体让这些系统维持着和谐的运作。瑜伽士们恰如其分地发现了瑜伽的科学，就是为了培育脊柱或viṇādaṇḍa，使那些脊柱的枝芽，就像纤维、肌肉、细胞、神经、感觉、心智、自我和意识等，都保持健康。"

脊柱有不同的组成部分，比如尾骨、骶骨、腰椎、背部和颈部。神经丛和内分泌腺的网络接触脊柱的各个部分，它们既可以成为干扰健康和平衡的因素，也可以帮助获得良好的身体健康和心理平衡。瑜伽士以他们的方式研究人体，尤其是脊柱。通过他们的领悟力，他们研究出了脊髓内部的能量中心，并称它们为cakra（查克拉）。

查克拉是指一个车轮、图形、循环或圆圈，就像巨大的机器连动着惯性轮的转动。围绕着这个惯性轮，整个机器像一个链条运转。同样地，查克拉有节奏地运作，影响着身体、生理、心理的功能以及神奇微妙的精神的低落或高涨。

查克拉是能源的储藏室，一共有七个……根据瑜伽经典的解释，由于各个查克拉的位置，很多作者认为它们代表丛或无管腺。尽管它们的位置非常接近，但查克拉也许是也许不是丛或无管腺。如果说丛或腺体作用于心理生理层面，查克拉则作用于精神启迪的层面……为了获知丛、腺体或查克拉的功能，人们应当了解一些神经系统的知识。神经系统在人体中有三层级，它

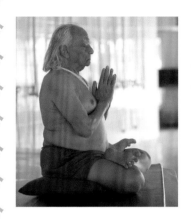

→ → →

古儒吉说，瑜伽练习让脊柱内的液体保持
稳定，没有波动。善于观察的习练者也许
会感觉到，当坐直的时候，例如莲花式，
脊柱内液体会上升。

们是周围神经系统、自主神经系统和中枢神经系统。周围神经系统从它的
感官知觉和脏器行动中接收反馈。自主神经系统是半自动的，它的功能既
是自动的，同时也通过心意决定。中枢神经系统是放电的、动态的，并且
在明断的智性帮助下发挥功能。

查克拉隐藏在椎管的中心，据说它比发丝还要纤细，并且可以接入身体
的整体功能……这个核心的确存在于身体的正中心，瑜伽士称之为玛提亚玛
经脉（madhyama nāḍī）或中央神经。因此，中央神经代表现代医学的中
枢神经系统。我们都知道尽管有了现代科学设备，我们对中枢神经系统仍
然知之甚少。根据瑜伽士们的说法，从查克拉释放的能量被称为生命动力
（prāṇa śakti或jīva śakti）。同时，自主神经系统作为神经（bahiraṅga
bhāga）的内部组成，居于脊柱的左右两侧，而周围神经系统则是神经的外
部组成。然而中枢神经系统的功能仍然让现代科学费解，对它的获知以及
了解，都来自瑜伽士们的直觉和深入的探究。

选自"生理机能和查克拉"，B.K.S.艾扬格在他70岁生日时的讲话。

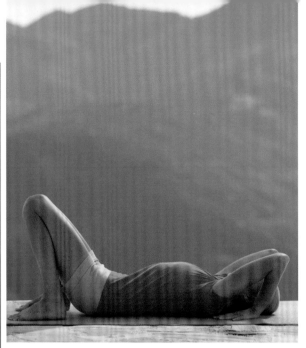

2 弯曲双肘，双掌放在耳朵两侧的地板上，手指指向双肩。

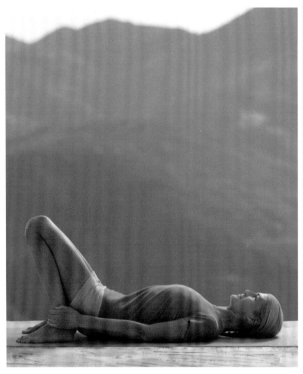

1 躺下来弯曲双膝，双脚分开，与髋同宽，脚跟拉近臀部。

脸向上弓式 Urdhva Dhanurasana

　　"脸向上弓式通过拉伸身体和扩展胸廓来表达伸展。在这个体式里发生的最有趣的事情是，虽然身体在拉伸和扩展，心却在身体内部移动。观察这个向内的移动，它与在专注（dhāraṇā）中所发生的状况是相同的。这样的体验不是来自书本，而是通过直接的观察和反思得到。当稳定的专注力建立起来的时候，人很自然地便会走向冥想（dhyāna，又被译为禅定）。"

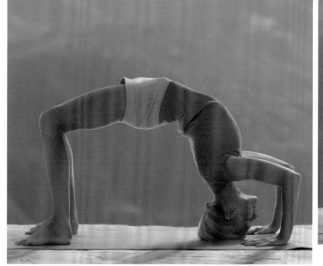

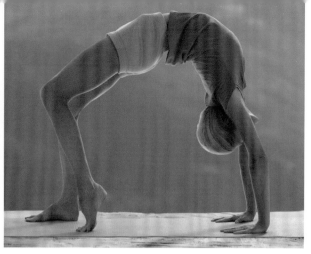

3 呼气，双脚下压，上提臀部。保持双脚平行。双手向下压，躯干向上抬起，头顶放到地板上。保持尾骨、臀部、肩部和胸廓的后侧向上提，并与双肘和双膝对齐。

4 呼气，双手和双脚下压，躯干和头部上提。伸直双臂，两大腿向上拉，后背上弯成拱形。头部向后但不要让喉咙紧张。下腰部不应该有疼痛感。抬脚跟（脚向内走）和骶骨，同时朝双腿的方向拉长下脊柱，胸廓朝头的方向拉长。

5 保持脊柱延展的同时，放低两脚跟。保持30~60秒。呼气，弯曲双肘和双膝，放低头顶回到地板上。放低后背和臀部回到地板上，然后休息。

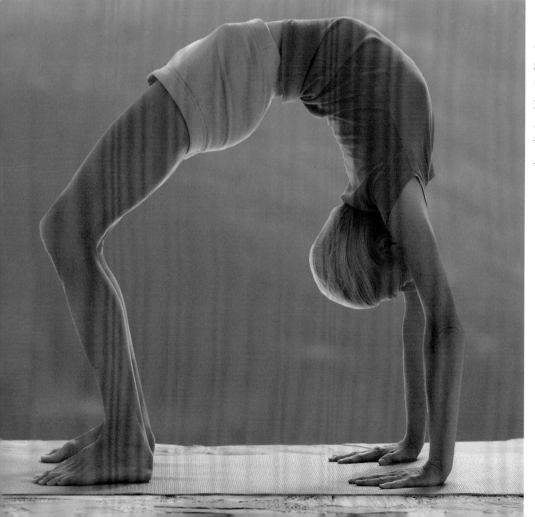

"为了心与灵魂的结合，身体这个基础必须保持健康。"

瑜伽对于整体健康

"身体天生就是有惰性、迟缓和懈怠的，心是充满活力、活跃和动态的，自我是明亮和有启蒙性的。瑜伽练习消灭身体的懈怠，并使之建立起与心同等的活跃和敏锐。然后伴着身体的完美健康、心的稳定和智性的清明，身心便可以超越启蒙的自我层。"

身体是地球上最为精密的仪器之一，它有300多个关节和700余块肌肉。我们不知道在这部机器当中到底有多少块小肌肉以及连接肌肉。如果神经系统被连接起来拉成一条单线，它可以从孟买一直拉到伦敦。动脉、静脉和毛细血管连接在一起，长度可达到10万千米。肺部宽阔得就像网球场，供应大约250毫升的氧气给血液。心脏有节律地跳动，每分钟约70次，每分钟泵送约5公升的血液。这些足以让我们明白，人们得多么警觉身体的塑造，才能拥有良好的健康。

幸运的是，大自然为我们这部精密的仪器——身体，提供了调整节律的方法，以应对日常忙碌和环境的压力。同样惊人的是，尽管身体的所有者会自己造成失衡，尽管人类为了满足他们的贪欲过度放纵，身体却仍然在维持平衡。一旦突破极限，身体、生理以及心理疾病也就来临了。

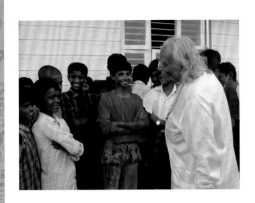

↝ ↝ ↝
体式和呼吸控制只是瑜伽
之路八个分支中的两个方
面，古儒吉正与慈善工程
的一群青少年会面，讲述
涉及了练习的道德层面。

瑜伽有八分支，它们是制戒、内制、体式、呼吸控制、制感、专注、冥想以及三摩地，它们形成了道德、身体、精神、智力以及灵魂的准则。瑜伽最初的两个分支来自远古时期，被称为"该做什么和不该做什么"，或是"瑞提（rīti）与 尼提 （nīti）"；接下来的三个分支帮助练习者发展和进化；最后三个分支是瑜伽的财富，需要先遵循前五项原则才能获得。

瑜伽不仅激发并作用于整个身体，同时也发展和点亮了智慧以洞见自我。它将人的解剖与生理结构的身体、心和灵魂连接于一体。瑜伽调整身体的结构，使肌肉正确地发挥功能，并促进血液在血管中完美流动。它提供生物能源，使生命力，即生命动力（prāṇa śakti），均匀分布并将心导向宁静的状态，使人不落为境遇和环境的受害者，而是直面生活，做它的主人。瑜伽开始于身体的健康，并使人登上精神满足、平衡和安宁的巅峰。

选自"瑜伽对于整体健康"，浦那，由全印度广播电台提供。

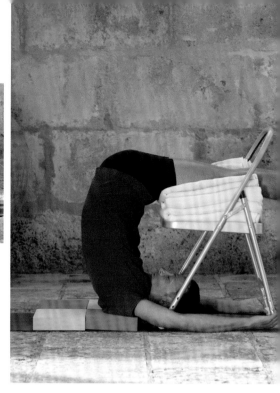

1 将一块叠好的毯子放于瑜伽垫的下半部，抱枕沿垫子上半部的中心线垂直摆放。如果可能的话，以卧英雄式（见第238~239页）躺在抱枕上5分钟，然后坐起来。

2 将一把椅子放在垫子上，2~3块叠好的毯子放在椅子上，椅子前面并排放4块砖。躺在砖上，双肩的最上沿放在离椅子最近的砖边缘处，上提双臀和双腿进入犁式（见第124页），两大腿放到毯子上，延展双臂举过头顶抓住椅子。如果可能的话在这里保持5分钟，再以相反的步骤下来。

令人振奋的放松 体式序列
Encouraging Relaxation Asana Sequence

"以恰当的序列去练习几组特定的体式和呼吸控制法，创造出身体内在的空间，会冲刷出阻塞血液在血管流动的障碍物，能够清洁神经系统中的能量障碍。因此，人在承担神经内分泌和免疫系统中的负担时便会轻松多了。除此以外，眼睛——大脑之窗，耳朵——心灵之窗就可以得到放松。"

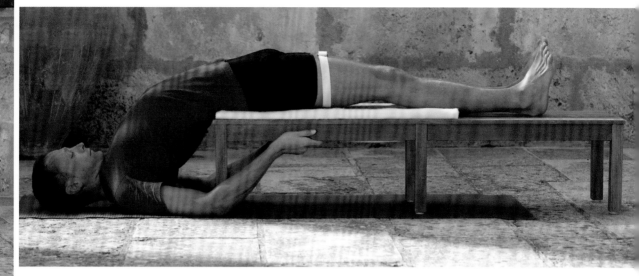

3 将一个矮的长凳放到垫子上，长凳末端处放一块叠好的毯子。坐在毯子上，用一根瑜伽带绕在大腿上部来确保大腿并拢。弯曲双膝，抓住长凳，向后滑，直到头部和双肩都放到毯子上。伸直双腿进入桥式（见第230~231页）。尝试在这里保持5分钟，而后下滑到垫子上。

4 抵墙放一张垫子和一个抱枕。身体一侧的肩、髋和大腿抵墙坐在抱枕上。左右转动着躺到抱枕上，双腿上立于墙面进入倒箭式（见第194~195页）。尝试着在这里保持5分钟。弯曲双膝，向墙内推，从体式中滑落出来。

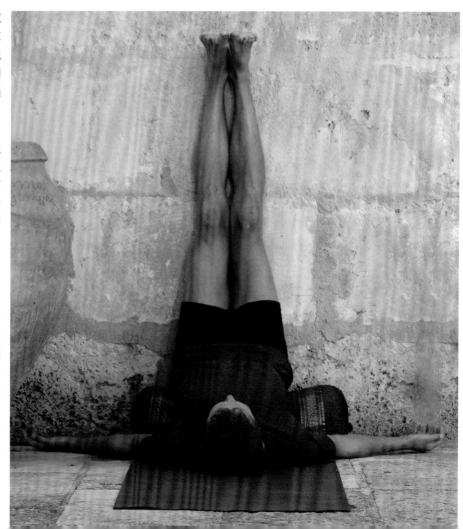

瑜伽——释放生活的压力

"工业发展和都市化毫无疑问导致了快速生活。科学和技术惠及我们的是身体上的舒适与休闲，可我们却不让心停下来思考。我们盲目地将自己掷向一次次的努力，以为速度和运动就是生命的全部。"

哪里有时间对生命进程进行仔细揣摩、沉思或反思呢？在东方，我们的情况稍好一些；在西方存在着一种吊诡，沟通的需求越来越迫切，同时沟通的障碍却越来越大。丈夫与妻子相互之间没有时间说话，父母也没有时间和他们的孩子交流。其结果是，我们与最亲近的人以及整个社会的疏离。这种状况带来了睚眦必报的暴力，以及层出不穷的各种变态行为和紧张情绪，从而导致犯罪率不断攀升。此时，帕坦伽利《瑜伽经》的出现就是我们的救星，"yogaḥ citta vṛtti nirodhaḥ"——抑制意识以及保持在平静无为状态的艺术。

出路

古代的修行者、圣哲、先知以及文学和经典都强调，人在这个世界上的所作所为依据的是他过去的业力之链和前世轮回。他们的指导在于怎么做才能活得更好。为此，他们指引我们走向瑜伽士的生活方式。西方心理疗法和东方的智慧疗法有着本质的不同，西方的技术提供的是身体的放松和表面的平静。

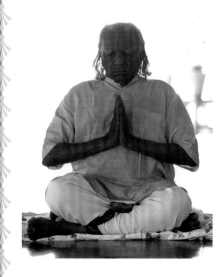

→ → →

古儒吉每天从一个小时的呼吸控制法练习开始，呼吸控制法帮助控制和保持心的平静，并让人恢复能量。

瑜伽的方法控制心或意识的波动。心是罪魁祸首，如果一个人能够维持心的平衡和保持冷静，并能够在没有过度焦躁或忧虑的情况下练习，自我控制将在某种情况下有所助益，让我们过关。做好了能够做的事，而后这个人准备好耐心地等候结果或行为的后果……瑜伽相信，人要发展出一个强有力的构架，以抵挡命运的打击、人生的起伏、苦乐或者混杂着绝望、希望、挫折、失败、成功等情绪的百感交集。

对于来自内在的冲动，即我们所谓的"好恶"，瑜伽是一种天然的镇静剂。不满、挫折、失望、希望、成功、贪婪、野心、性以及爱的需求，改变着我们的期望。所有这些状况都是我们日常生活的一部分，同时伴随着不可避免的冲突、对立、兴趣和想法的撞击、彼此自我的抵触、对他人观点有限或很少的理解。在匆忙当中、在紧张或紧急时刻，基本的人文价值观改变了，内在的冲动变得越加紧迫。个体内心的冲突滚雪球般地积少成多，导致了身心疾病的发生。

瑜伽前来救援

瑜伽的第一支制戒，是在生活中与他人接触时所要遵循的社会道德。第二支内制，是个人自律，通过它来达成更好的生活。第三支体式，为了保持身体的健康和心的稳定。健康是身、心、灵的完美平衡，在免于疾病的同时保护、维持和供养活细胞，从而过一种积极、有建设性和有创造性的生活。生命是意识、智性、心、知觉感觉和行为的综合体。心就像一面镜子，照见自我的志愿，并通过感官付诸行动来获得享受和成就。它在两端扮演着双重角色，从自我到感官或者从感官到自我，接收印象，并采取行动。如果心缺乏辨别能力，身体和自我就变成了痛苦的居所。因此，瑜伽的练习净化身体的杂质，带来美丽、力量、坚定、平静和明晰，展现快乐的性情，而在身、心和自我之间毫无二致。

第四支呼吸控制，是延伸、扩展、延长、探求以及分配生命力和意识，在它的领域、身体和内心中充分传播开来。据说呼吸在哪里，意识就在哪里。所以要纠正气息的练习，调节人们的习性、欲望和行为，并作为一座桥梁来连接身、心和自我。

第五支制感，引导感官和心处于控制之中，并且通过由享乐向自我融合的转变，来停止心的双重功能。最后三支专注、禅定和三摩地，共同被称为 saṁyama，即整合。

问：你说横膈膜是灵魂的窗户。

不！我是说横膈膜是生理、心理和心理、灵魂、身体的媒介。我说的是如果眼睛是头与脑的窗户，耳朵就是心的窗户。如果有任何情绪或理智上的动荡，第一反应就在横膈膜。

问：为什么？

为什么？假如你突然受惊，那么你的横膈膜会怎样呢？它是什么样子？它会收缩。假如你充满了欣喜，横膈膜会怎样移动？你会上提胸腔。难道你不会上提你的横膈膜吗？这时难道你体验不到愉悦吗？而在悲伤时，难道没有觉得抑郁吗？

当一个人害怕时，通常的说法是恐惧让腹腔神经丛缩紧了。但那不是腹腔神经丛缩紧了，而是横膈膜突然收缩了。因此，腹腔神经丛施加了压力，才会让你紧张或受惊。

为什么瑜伽士拥有平静的心？因为他们不允许横膈膜变得僵紧或过分膨胀；他们能让横膈膜永久保持弹性。

（古儒吉佯装要打女记者的腹部）看，我只是假装打她，横膈膜发生了什么？她本能地惊慌了，于是缩紧了她的横膈膜。

尽管横膈膜是身体的器官，但它直接连接心、意识以及自我。如果它是平衡和稳定的，它就会带给心、智性和自我某种自由。所以，帕坦伽利会如此描述呼吸控制，通过对呼吸和能量的控制，对横膈膜也施加了控制。当你掌控横膈膜时，你对心的控制也就自然而成了。

选自"瑜伽赋予没有压力的生活"，《八瓣瑜伽之花环》第3卷，208~210页。问题选自"瑜伽的力量"第107~110页，1984年4月，法国Roger Raziel的访谈。1984年7月首次刊登于Le Monde Inconnu，1991年5月在《时事通讯》刊登。

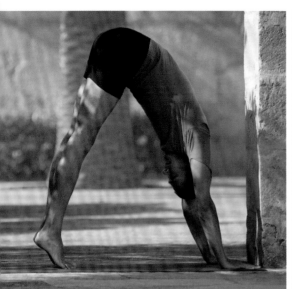

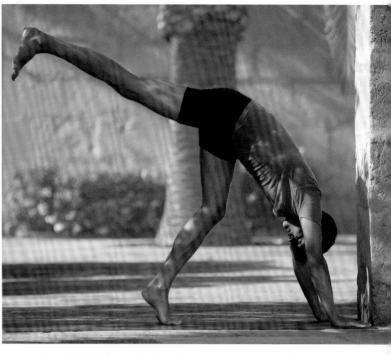

1 将瑜伽垫的短侧依墙放置，以山式（见第26~27页）离墙90厘米站立。双掌分开与肩同宽，并抵墙。

2 同时双臂完全伸展，弯曲双膝，呼气，右腿上摆朝向墙的方向。

手倒立　Adho Mukha Vrksasana

"超音速的思考和行动耗尽人们物质的身体，使人神经紧张，这简直是对智性的嘲讽。一个人如果不能释放这些紧张并放松下来，就会失眠，反过来这也会影响他的思考能力……要能够专注于身体、感官和心，他应该练习像手倒立这样的体式来冲刷和滋养大脑。"

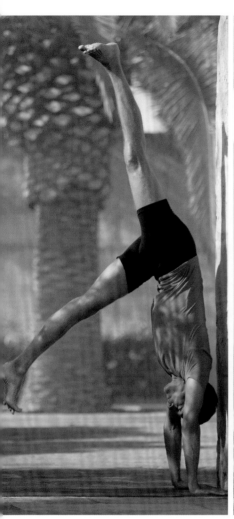

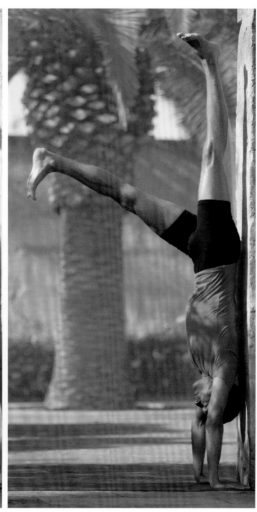

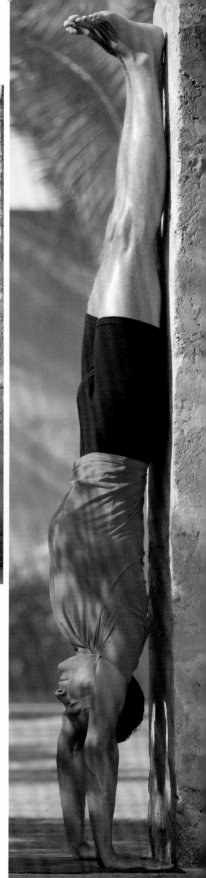

3 左腿也立即跟着上去。

4 两脚跟放到墙上，双腿伸展向上。

5 保持20~30秒，呼气，双腿依次放下来。保持头部向下，几秒钟后再站起来。下一次练习时，改左腿先向上摆。

头倒立（用砖和伸展带）
Salamba Sirsasana（with props）

"昨天在头倒立时，我保持在双腿间夹一个砖块，并将尾骨内收。在那个当下，你的小我难道不是幸运的吗？如果砖不在那儿，你自以为是的智力就会干扰尾骨。这就是你了解小我的运作方法，它会通过你的动作表达，也会通过你的姿势和姿态表达出来。"

提示：你需要一位艾扬格瑜伽的老师来协助进入体式。

1 将一张垫子四折放到墙边，将一块木砖和两条伸展带放在附近。进入头倒立式（见第72~73页），并沿墙面向上延展两脚跟。

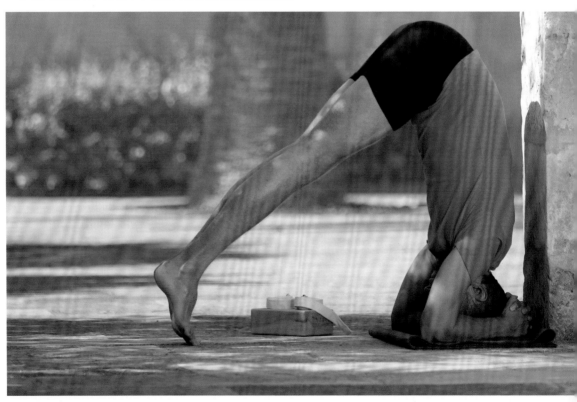

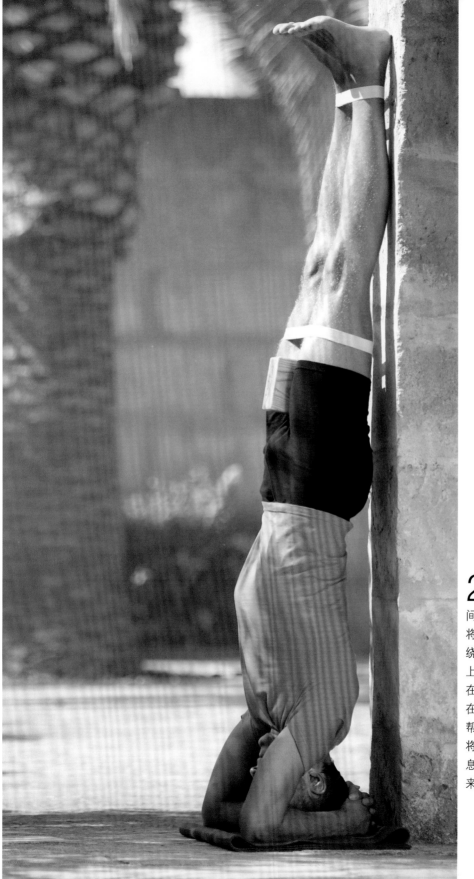

2 请老师将木砖水平地放到两大腿间，接触会阴，然后将两条伸展带分别缠绕到两大腿和两脚踝上来保持双腿并拢。在这里保持3~8分钟。在放下腿前，请老师帮你移除辅助工具。将前额放到地板上休息一会儿，然后坐起来。

瑜伽和有道德准则的生活

"道德准则和精神自律就像人的双眼，彼此不能分离。"

问：能否请您就实践和瑜伽的关系而言，谈谈道德准则的重要性？

道德是一种生活方式。每个瞬间、一举一动，人都应该遵循符合道德的行为模式，道德准则是灵性成长的基础。因此，瑜伽经对于制戒和内制的诠释中所体现的道德准则是我们遵循的基础。比如，在体式中，如果我的右侧脚趾是向外转的，而左侧脚趾却是向内转的，这便是没有道德准则，我就是在做缺乏自律的练习。如果一侧是不正确的而另一侧是对的，将错误位置朝正确方向的重新调整就是道德。

就像我前几天说的，当你在做体式时，如果你伸展右侧多而左侧少，你就是在向一部分实行暴力（hiṁsā），而向另一部分实行非暴力（ahiṁsā）。一部分移向纯净，而另一部分移向不洁。这就被称为道德。

记得吗，今天我讲过，当你在做坐立前曲式（Paśchimottānāsana），如果右眼向前移动，而左眼没有移动，就是一侧有道德自律而另一侧没有。道德不

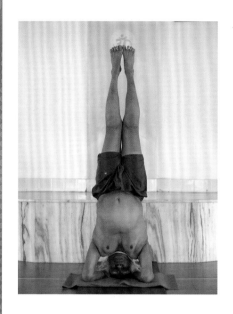

➔ ➔ ➔

古儒吉说，无论任何人参与到灵性练习，都必须具有道德准则，而这始于每个体式完美的规整排列，就像这个头倒立（Salamba Sirsasana）。

仅仅是一种思考方式，更是带着思考的行动方式。它是一个身体、感觉、头脑、智性和意识重新排列的过程，它们必须合而为一。

你不能将身体或心理自律与道德割裂开来。你不能仅仅进行身体自律而不秉持道德的方式。即便是你的呼吸也需要遵循特定规律的流动。那个规律的流动就是道德。你坐下来冥想闭上眼睛，但如何将眼睛闭上就是道德。

"没有道德自律，人不可能得救或者到达神。"

选自"道路有很多，但目标就只有一个并且是相同的"，1982年12月Norman Mackenzie的采访。1983年3月和4月维多利亚瑜伽中心。

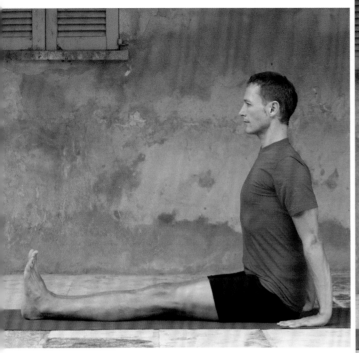

1 以手杖式坐立（见第 14~15页）。

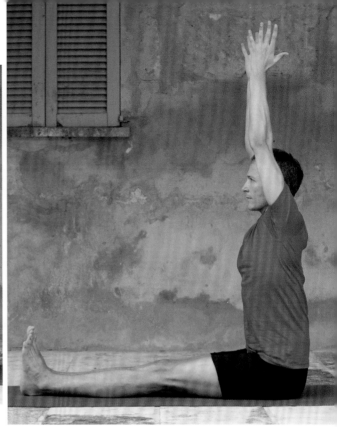

2 延展双臂到头顶，一直延展到与地板垂直，双臂平行，两掌心相对。脊柱伸展向上。

坐立前曲式 Paschimottanasana

"如果你的右腿伸展而左腿没有伸展，你就会相信左腿在非暴力状态而右腿在暴力状态……你会认为伸展是暴力的而不伸展是非暴力的。但这两种情况，你都正在创造着暴力。如果一条腿刻意地伸张，另一条腿则是非刻意的。只有在双腿都同样伸展或同样放松的时刻，才是既没有暴力也没有非暴力。这就是你从体式中钻研道德准则的办法。"

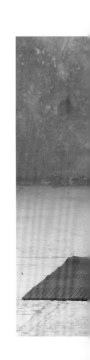

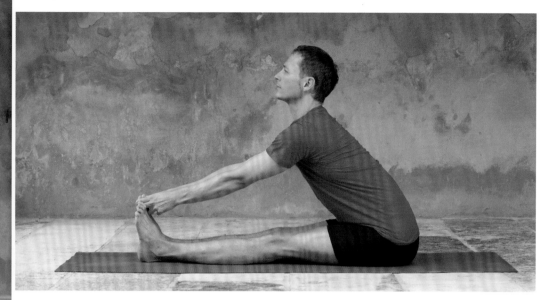

3 呼气，向前伸展双臂，用两大拇指和第一、
第二根手指抓住两侧大脚趾。眼睛向上看。

4 呼气，从下背部到两侧的腰部开始向前延展。双手伸展超过双脚，如果可能的话，
用左手抓住右手腕，反之亦然。在这里保持30秒。吸气，放松双手，保持脊柱下凹
着抬起来，回到手杖式。

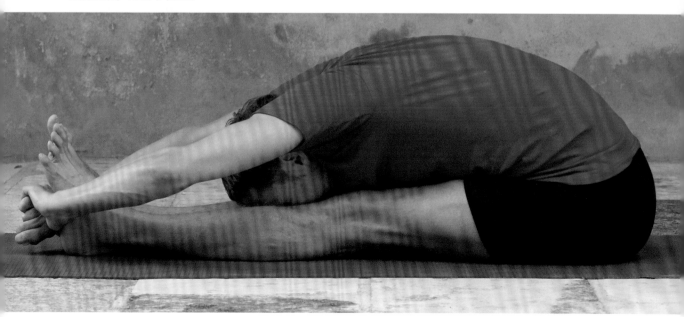

"如果一个人想要在练习瑜伽时拥有敏锐和警醒，就得改变他的饮食习惯。"

瑜伽和饮食

"就瑜伽练习而言，有大量关于食物和饮食的文献。对于他人，食物第一，然后才是瑜伽。对于我，瑜伽为先，然后才是食物。瑜伽练习对我很重要，无论怎样我的生活要适合我的练习。"

神奎师那在《薄伽梵歌》中说，为了悦性（sāttvic）的发展，适宜的食物是可口的、温和的、甜的、充实的、使人愉悦的、促进长寿的、有活力的、有能量的、健康的、幸福和快乐的。惰性（tāmasic）食物味同嚼蜡，污秽难闻，如残羹冷炙。我小的时候，并不知道什么是悦性、激性（rājasic）或惰性食物。无论供给我怎样的食物，我吃是为了生存。即便吃的是不新鲜而乏味的食物，我的瑜伽练习仍然给我滋养，使我保持健康。

我的饮食取决于我打算做什么练习。我会避免那些影响练习的食物。如果第二天需要处理家庭问题，我会完成那天的体式，或者后天或前一天完成体式，并且调整我的饮食，这样第二天不会干扰我的练习。我的身体系统不能接受开胃的、辛辣的食物。甚至面对所谓的佳肴，我也只从中选择与我的身体系统和练习相合的食物。

　　如果饮食过于清淡、节食或者每天饮食单调，可能会感到虚弱。体式练习指引我对每天身体所需的食物敏感。有时身体系统需要流质的食物，有时需要甜或咸的食物，一切皆以身体所需而定。

　　我的饮食没有什么特别，是印度人的日常饮食。我是素食者。我的主要食物是白天一点儿米饭、一种蔬菜和加蜂蜜的酸奶，晚上牛奶、薄饼和蔬菜。但是就固体食物而言，我认为我的身体系统不需要太多。瑜伽的原则就是我饮食的准则。这就是我不挑食的原因。

　　没有一种单一类型的食物和瑜伽练习相合。《哈他瑜伽之光》中说过要避免过度饮食（atyāhāra），只有在饥饿或看到食物流口水时才进食，只根据身体的需要进食。有些人说，他们闻到美食的味道，就会垂涎三尺。但瑜伽练习者可不能这样。瑜伽练习者可以拿自己做实验。在有规律、认真以及诚恳地练习体式和呼吸控制法几个月后，即便自己最喜欢的食物摆在眼前，练习者也可以视若无物。在停止练习8天后，缺乏自律的旧习惯又会故态复萌。如果有规律地长期练习，消化系统受到刺激，食量会少于平常。练习瑜伽之后，系统需要的燃料更少。在瑜伽练习中就连新陈代谢也转变为悦性品质。通过瑜伽练习，练习者享受食物但不会沉湎于其中。

选自"饮食和营养"，《八瓣瑜伽之花环》第8卷，第51~59页。

瑜伽，作为一种自然疗法

　　"我们的身体是地、水、火、风、空五大元素和被称作嗅、味、形、触、声这五种特性的协调结合体。你可以称后者为前者的原子结构。所有这些元素以及它们的特性都存在于我们的身体内。通过行动器官和知觉感官，我们可以感觉到这些元素和它们的特性。"

　　在练习体式时，你开始控制这些元素，使它们协调一致地发挥作用；通过呼吸控制法的练习，你对这些元素的原子结构做同样的工作。这意味着，通过体式和呼吸控制法的练习，你学习识别和控制你内部这十种元素和自然属性。下一个层面就是契塔（citta），由心、智性和自我组成。为了让自然的各方面能健康运作，必须细致地将它们与行动器官和知觉感官相配合……

　　体式和呼吸控制法的练习对这些元素的控制，不是以补救和治疗为目的，而是为了获得永久的健康。在体式中，身体摆出各种姿势，摆姿势的行为由土元素（pṛthvi   tattva）完成。姿势摆好之后，我们反思所做的一切，这个反思的动作是水元素（āp tattva）的相互作用。作为反作用，我们重新调整并静止下来，这是火元素（teja tattva）在作用。然后我们检查我们的意识和智性是否在均衡地接触到所有的地方，以及我们是否觉知到每一个部分。这个推理的动作来自风元素（vāyu tattva）。由智性的扩散引起的延伸、扩展或收缩是身体内部的运动，它们属于空元素（ākāśa tattva）……

在体式中，当人们使用他们的力量或重量作用在某些部位时，这是由土元素完成的。这个元素起到稳定和坚固的作用。水元素通过消毒来净化血液的流动。火元素在那个特定的体式中反应并塑造身体每个部分。风元素按照每次的要求调动和产生运动。空元素根据运动创造扩展或收缩的空间。

内在能量是prāṇa，意识是prajñā。它们是一对双胞胎。能量与意识并行。只要能量移动，意识就随之流动；而意识所到之处，能量亦趋之。完成一个体式时，能量和意识被作为主要工具来调整五大元素。比如说，当人们胃酸过多时，可以做坐立前曲式和其他前曲伸展体式来缓解灼烧与呕吐的感觉。但同时，这个人也必须以这样的方式呼气，使能量移到腹部区域，并使腹部被有意识地安抚下来，这样火和空元素在那个区域就是平静的。

人们在做体式时应该知道，力量应当放在哪里；哪里应当用力，哪里应当放松；哪里应该稳定，哪里应该移动。人们应当观察在体内感觉到什么样的振动，为什么在一处敏感而在另一处不敏感。人们必须明白这个伸展是远离还是朝向身体的。通过正确的认识，对这些元素进行调整，使它们保持平衡的状态。

身体的灵活性常常被认为是体式完成的标准。灵活系数并不是评判的正确方式，相反，对各元素的调整才是更重要的衡量标准。

选自"瑜伽是自然疗法吗？"，艾扬格大师在班加罗尔由 Karnataka Prakrtika Parisad举办的会议上的演讲。

瑜伽，可以作为治疗方法吗

"治疗方法是一种疗愈的艺术，不仅用于与疾病抗争，也用于让人从身体、器官、精神和社会问题的折磨中恢复过来。瑜伽能减轻或者治愈人们的痛苦，让他们带着健康的体魄和愉快的性情生活吗？"

几个世纪以来，古代的瑜伽疗愈艺术作为一种无与伦比的治疗形式长盛不衰，并将屹立不倒。从根本上讲，尽管瑜伽附带有治疗效果，但瑜伽并不是治疗。它是一种精神疗愈科学和一门将身、心、灵合为一体，最终融入宇宙灵魂的整合艺术。

根据哈他瑜伽，疾病是人为的、自己招致的，也受环境和自然失衡的影响。根据数论、阿育吠陀和瑜伽，当灵魂依附本性时，失衡随之而来，疾病也会滋生。失衡的表现形式为疾病、虚弱、怠惰、犹豫不决、粗心大意、懒惰、无节制、幻想、沮丧、不安定、苦恼、绝望、身体虚弱和勉强用力的呼吸。由于当代生活的压力、紧张和速度，这些障碍日渐加重，影响着人们的身心健康。因此，帕坦伽利提出八分支瑜伽，以使人们能够生活在健康快乐和心神安定当中。

随着科学的进步及持续发达，疾病也成倍地滋生了。现代的舒适改善了生活，结果却导致我们的身体变得懒惰；关节和肌肉缺乏运动，丧失力量，无法增强；各大系统比如呼吸、循环、消化、腺体、泌尿和排泄系统使用效能降低。而这些身体部位和系统恰恰就是心灵健康和自我和谐的载体。

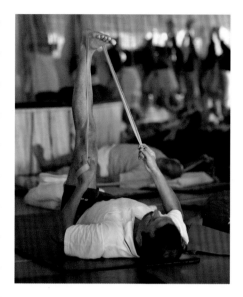

→ → →
每一个体式推动着身体的生
物化学进程，而辅助工具能
让所有的人都从中受益。

体式开拓了内在身体，刺激必要的生物能量和血液的供应，并灌溉身体的每一个区域以高效运作。它们也通过让每一个细胞在死亡之前发挥作用来刺激病灶和患处。呼吸控制帮助储存大量生命能量，以备不时之需。专注和禅定保持心的平静和安宁。

因此，瑜伽不仅是一种疗愈方法，同时也是一种预防的艺术，让身体保持健康和稳固，让心灵清明洁净，让情绪稳定，使练习者拥有内外兼修的健康。帕坦伽利同样也没有忘记社交健康，他说，用来面对乐与苦、善与恶的友爱、怜悯、快乐、淡然，都是社交健康的组成因素。

因此，瑜伽兼顾了内在和外在，可以使人拥有美好、健康、快乐和长寿的生活，尽管它的目标是自由与解脱（mokṣa）。

选自"瑜伽，可以作为治疗方法吗？"，《八瓣瑜伽之花环》第3卷，第125－126页。

箭床式 Sarapanjarasana

"当 Bhīṣmācārya 在圣地库茹柴陀（Kurukṣetra）身受重伤时，他完全靠顽强的意志力让自己活了下来。他躺在一张箭做的床上，这床被称作 śarapañjara……难道他这样躺在一张箭做的床上不紧张吗？他宁愿这样在同一个姿势里躺着，为什么？因为他的心脏神经被箭支撑着，心室也被支撑着，而这些使他处于放松的状态……在学院里，那些有心脏问题的人被要求做这个体式。"

提示：跟随一位有经验的艾扬格瑜伽老师习练这个体式。将长凳放到垫子的末端，并在上面放一张叠好的毯子。根据你的高度在长凳前面放4~5块砖。当你的头放在长凳上时，它们能支撑你的背部脊柱。再放两块砖来支撑你的尾骨。平衡地将两块砖立着放到这些砖上。在两摆砖较远的两侧各放一块砖，用来支撑你的双手。坐在最低的砖上（先移开木砖），将背部脊柱放在较高一些的砖上。头放在长凳上，放回木砖来支撑尾骨。延展双腿（脚底放在沙袋上来增加放松程度）。两手背放在两侧的砖上。在这里保持5分钟，以后可以延长到10分钟。弯曲双膝，两侧臀部上提，移开砖块。最后，抬起头部和背部。

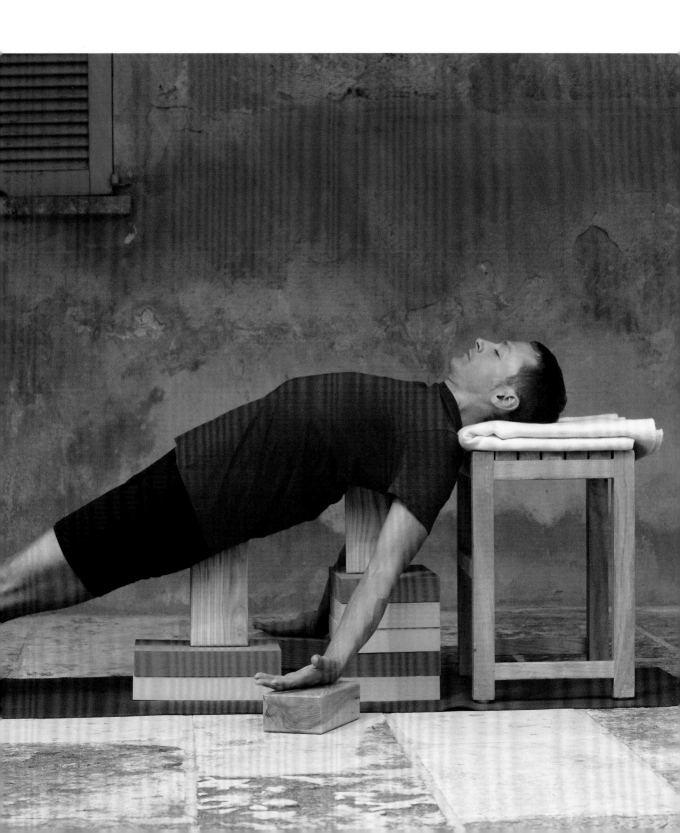

瑜伽——心灵的祥和

"当身心自然地融合，它们会彼此影响。因此，体式练习不仅影响身体也影响着心，二者转而影响着自我。善变的心，易被卷入痛苦、快乐、情感和情绪之中。而体式的力量足以确定地改变身、心、智性和自我的态度，让它们体验极乐和狂喜从而经历变化之流，最终让它们合为一体并与灵魂相遇。"

各种各样的体式在心的帮助下，让我们的肌肉、骨骼、身体经历各种变化。例如，如果肩胛骨外突，人就会驼背，轻微的结构缺陷足以改变我们的心情和态度。胸腔的凹陷，让人无法正确呼吸；隆起的腹部，限制了人们的移动并会导致懒散。因此，要改变身体的结构，就需要各种不同的体式。

同样，我们的某个内脏器官如果出了问题，就会影响心。以腺体系统为例，甲状腺如果缺碘，就会分泌更多的荷尔蒙，显然这会让人遭受精神失衡之苦。甲状腺机能减退和甲状腺机能亢进影响着身心，肾上腺会改变人的性格，高血压会导致焦虑和恐惧。因此，古代瑜伽士们发明并提出了无数体式，希望获得持久的身心整体健康与和谐……

精神健康需要智性和情绪的双重稳定。一个人的智性分为两支：一支向着大脑移动，而另一支则朝向心脏。当人沮丧时，向上流向大脑的能量变得迟缓。迟缓的能量使人沉思，让心下坠。一些体式通过稳定情绪中心，作用于情绪的安宁。一些体式有助于发展智性的敏锐、警觉、敏捷和力量，以忍受任何形式的体力负荷。而另一些体式则帮助头脑向内移动，渗透到内在之

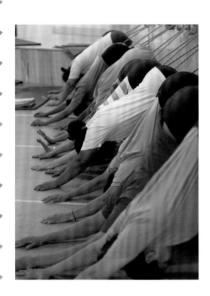

→ → →
在绳索支撑的下犬式当中，大脑
变得安静，情绪更加稳定。

心。特别是倒立体式，不仅带来智性的清明，同时
给予人情绪的稳定。做这些倒立体式时，头部是顺
服的，心是充满能量的，生命能量流经这些区域，
创造着欢乐而毫无阻扰。

　　体式的练习激发了深层的生物化学改变。大脑
和腺体系统经历变革。身体的新陈代谢根据需求被
调整和纠正。人们懂得活跃身体哪个部位，不活跃
哪个部位；该做什么，不该做什么。有辨别力的思
考和表达，给行为者带来良好的改变和影响，使他
得到心灵的祥和。

选自"八分支瑜伽——体式"，《八瓣瑜伽之花环》第7卷，第
110－112页。

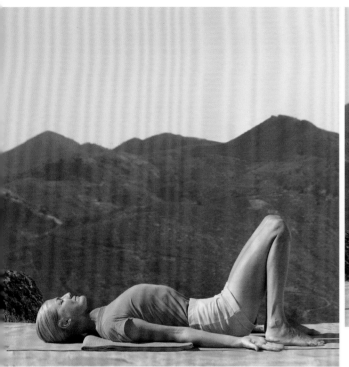

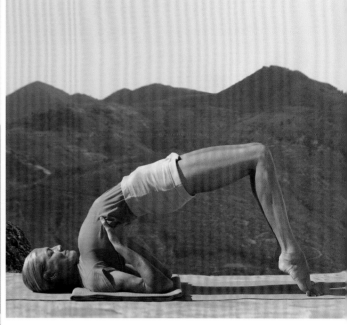

1 将一张折叠过的垫子放于双肩下。弯曲双膝，双脚分开与髋同宽，双臂放在身体两侧，两掌心向上。

2 呼气，双臂和双脚向下压以帮助两侧臀部和髋部向上提起，然后将两掌放在脊柱两侧。脚掌上提，脚趾推地，上抬骶骨来提升骨盆的高度、脊柱的延展和胸廓的上提。

桥式 Setubandha Sarvangasana

"人类健康的门户是呼吸系统和循环系统。当人们在练习桥式时，肺部会自动扩张。在这个体式里，即使不了解呼吸控制法的知识，呼吸过程也会间接地延长。那就是为什么病人能找到释放的感觉，因为没有压力。是血液的化学成分起了变化，让他们变得健康。"

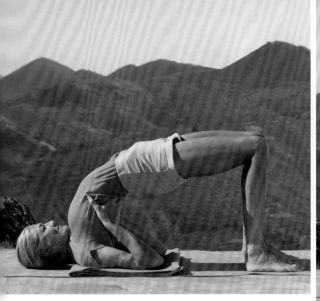

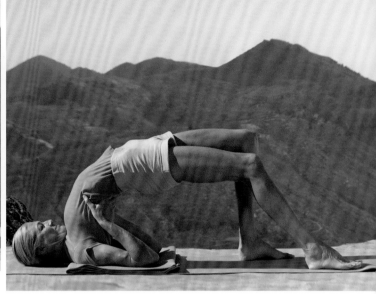

3 双肩及两上臂向下推，两前臂向上以维持胸廓和骨盆的提起，然后放低两脚跟。在这里保持30~60秒。如果是初学者，身体放下回到地板上休息。

4 现在伸展一条腿，保持胸廓的提起和身体的延展。

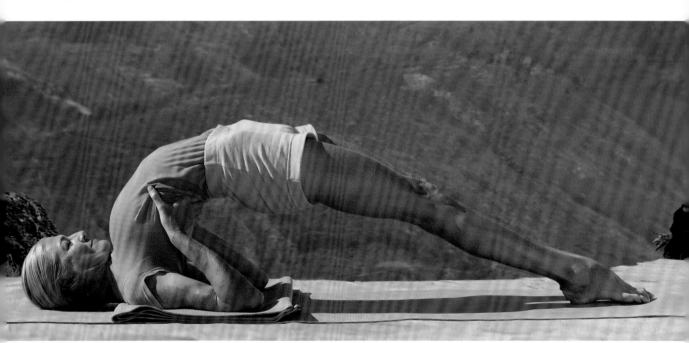

5 延展另一侧腿，然后伸直双腿。保持髋部和胸廓提起。在这里保持30~60秒。弯曲双膝，双脚走向臀部方向，然后放下身体，回到地板上休息。

"为了发展出有建设性的见解，友善的方法是必要的。"

瑜伽带来更美好的生活

问：您能就您的经验说说如何帮助吸毒者和囚犯吗？

我必须考虑什么体式能够帮助他们消除内在的那个空洞：在那里，他们变得沉默、空虚而呆滞。我必须每时每刻和他们待在一起，并在练习时充分地觉知和关注他们的生活方式。我必须让他们练习体式来活在当下，让他们体验到愉悦。我必须通过瑜伽的体式拨动和触发他们的神经，给他们展示自然界中满是欢乐。这种感觉让他们许多人都远离了烟、酒和毒品，改变了自己，获得美好的生活和崇高的思想。

至于囚犯，他们好斗并具有破坏性，但是内心却很柔软。他们的智性有限，难以理解道德行为。在监狱里，他们真的悔罪并很想寻找慰藉。温和的练习并不能使他们信服，他们爱做快速的体式序列，那样会让大脑兴奋，有难度的体式也同样吸引他们。因此我们会按他们的要求教授，然后使他们慢慢变得更好。在旧金山，我很高兴能和一些重罪犯见面。当我和他们交谈并向他们展示能让他们在囚室里保持活力的体式后，他们都拥抱并亲吻我。他们喜欢那样，他们就像我们一样仁慈，只是误入歧途而已。带着怜悯、坚定并用友善的方法做出体式后，他们都露出了笑容。

针对瘾君子精神状态的体式序列与囚犯们的不同。我觉得是失望、悲伤、消极的态度、过多金钱或贫困、对家庭生活的不满、破碎的家庭让他们上瘾和犯罪的。然而我们需要先和他们讨论他们的基本需求，这样我们才能定制那些有益于他们的体式或呼吸控制法练习。

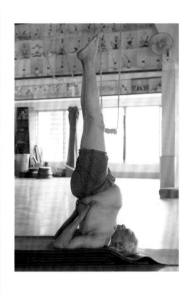

➜ ➜ ➜

在复原计划中，古儒吉会建议做那些刺激和恢复精神的体式，比如肩倒立。

对于瘾君子，就像我告诉你的，我为他们选择体式和呼吸控制法的练习，以消除他们内心的空虚、挫败和沮丧。站立体式、倒立和后弯伸展都非常有效，而放松体式比如前曲伸展体式不大能帮到他们，因为他们的精神偏向抑郁，所以他们需要保持活跃。

有时，我让他们快速地做站立体式以及后弯伸展，好让他们头脑清醒。体式中如脸向上弓式（Ūrdhva Dhanurāsana）、双腿内收直棍式（Viparīta Daṇḍāsana）、反转轮式（Viparīta Chakrāsana）或手倒立（Adho Mukha Vṛkṣāsana），孔雀起舞式（Pinca Mayurāsana）会使他们高兴和快乐。体式中如头倒立（Sālamba Śīrṣāsana）、肩倒立（Sālamba Sarvāṅgāsana）和桥式肩倒立（Setu Bandha Sarvāṅgāsana）可以帮助他们头脑敏锐。反复、快速并连续地做犁式（Halāsana）和坐立前曲式（Paścimottanāsana），就像沐浴般立刻冲刷他们的头脑，刺激他们追求更好的生活和崇高的思想。体式会带来化学变化。吸烟者开始享受清新的空气，上瘾者不再迟钝或吸毒。胃、肝脏以至最终整个身体系统都会拒绝酒精。

选自"让自己与瑜伽之音曲调一致"，1982年Burjor Taraporewala 和 Sam Motivala 为《晚间周刊》9月4日~9月10日做的访谈。

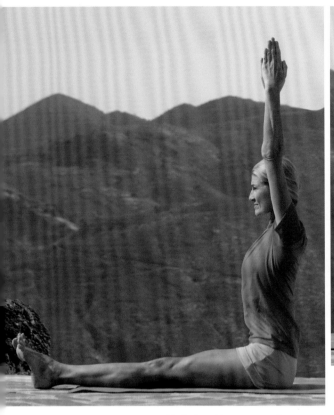

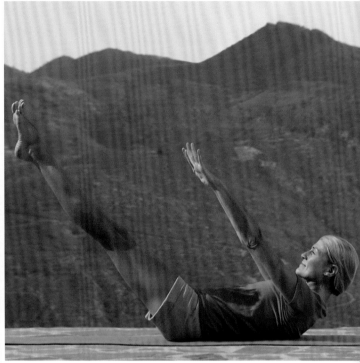

2 呼气，身体开始向后滚，同时双腿向上摆，臀部上抬越过头顶，直到双脚和双臂碰触到头部上方的地板。

1 以手杖式（见第14~15页）坐立，双手向上延展举过头顶直到与地板垂直，两臂相互平行，掌心相对。

犁式到坐立前曲式 体式序列
Halasana to Paschimottanasana Asana Sequence

"重复做从犁式到坐立前曲式的动作，可以供给含氧丰富的血液，并清洁大脑，使大脑和心的敏锐度有一个相当大程度的提升。呼吸控制法也能帮助改善记忆力。但当身体、大脑和神经疲惫时，则只需坚持做体式，它们会使你迅速焕然一新。"

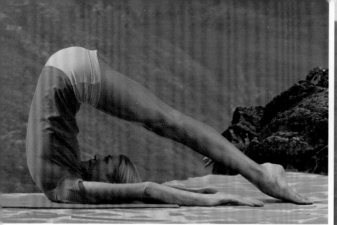

3 脚趾下压地板，保持双膝收紧，躯干上提。沿着地板的方向伸展双臂，掌心向上。保持一小会儿，这个姿势是犁式（见第124页）的变体式。

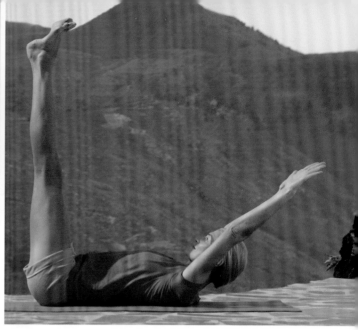

4 呼气，抬起双脚和双腿，开始向前滚动，让向前的动力带起手臂和躯干。

5 继续向前滚动，保持双臂、双腿和脊柱延展。

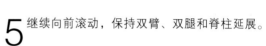

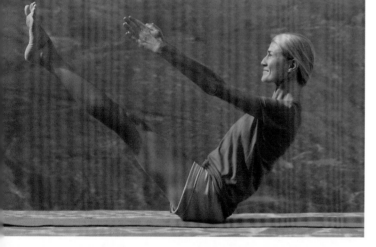

6 当双腿和两脚跟碰触地板时，伸展脊柱和双臂越过双腿，进入坐立前曲式（见第218~219页）。在这里保持一会儿，然后呼气开始向后滚动进入犁式，然后再向前进入坐立前曲式。重复这组体式，直到你感觉自己焕然一新。

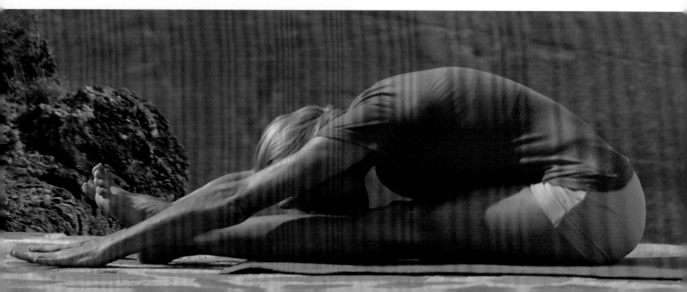

运动员们的瑜伽

"瑜伽技能教我们从僵硬、沉重、迟钝和疲倦中快速恢复。"

"运动员以及所有的运动都要求精力旺盛的身体训练，以发展速度、力量、耐力、精确和敏捷。当身体的肌肉部分发达时，内脏器官往往仍会虚弱或堵塞，并且实际上心也可能变得呆滞，所以运动员无法长时间在他们的领域保持霸主地位。当能量消耗到达最大限度，复原能力就很难再发展出来，而瑜伽可以帮助运动员……"

瑜伽士对身体的理解和掌控，远比运动员要复杂。人类身体有五个层面：结构层，包含骨骼和肌肉；生理层，由呼吸、神经、循环和消化系统组成；心理或情感层；精神或智性内在层，以及存在的最终喜乐层。没有其他系统能如此精确地开发并制定出有关人类的各个层面。

通常运动员的练习项目包括收缩和伸展肌肉。举重、跑步、游泳和玩游戏，可以发展身体的解剖结构层面，但没能关注生理或器官的层面。我们常常看到身大力亏的运动员，他们的内脏器官小且发育不良。瑜伽不是简单地满足于外在肌肉的发展，它相信人体内部器官以及生理结构之间恰当的沟通。通过用来发展肌肉相同的收缩和伸展过程，瑜伽给予脾脏、胰脏、肝脏、心脏、肾脏和所有其他器官以自由和力量……

　　同时，在倒立体式中，内脏器官对抗地心引力的姿势，比如头倒立或肩倒立，由于地心引力的拉力变化，促进了血液循环，使器官重新恢复生机。

　　最后，关注缺乏张力的器官以及它们对肌肉动作的反应，更容易让那些器官快速进入放松状态，并通过体式练习产生能量，迅速充电。同时，这会给肋间肌、肋骨关节、脊柱以及肺部带来弹性。通过呼吸控制法的技巧，增强呼吸能力。

"直到今天，仍有很多板球队员、田径运动员、长短跑选手，在我们瑜伽学院接受训练。"

选自"运动员们的瑜伽"，Poone Herald Diwali特别补充，1968年10月21日。

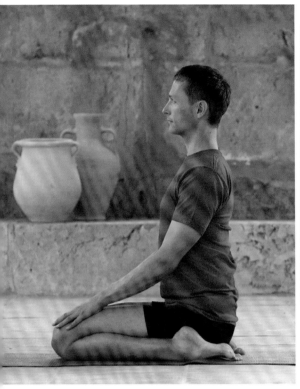

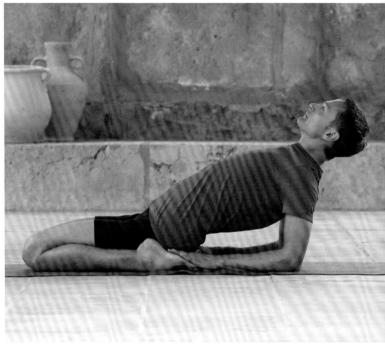

1 以英雄式（见第136~137页）坐立。

2 呼气，身体向后倾斜，将双肘放到地板上，双掌放于两脚底上。胸廓上提，脊柱向后延展，臀部向前。

卧英雄式 Supta Virasana

"运动员和体育人士在非常短的时间会比一般人耗费更多的能量。这种能量的消耗会引起关节和肌肉处产生酸性物质，引起僵硬和疲劳。瑜伽练习可以提供新鲜的血液，保护关节免于酸性物质积存，减少肌肉疲劳。通过体式的练习，运动员开始了解如何在做每一个动作的同时让呼吸与之协调。"

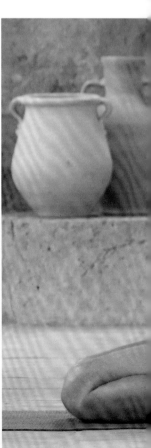

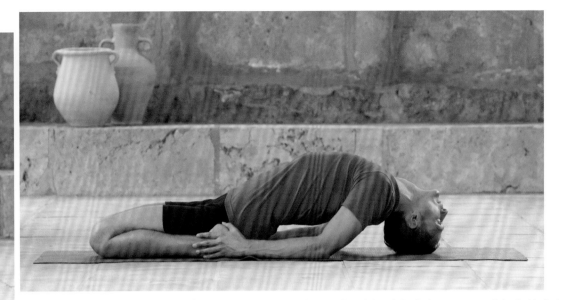

3 将身体放得更低一些，轻轻地将头顶放到地板上。继续逐渐放低身体，直到头部后侧和后背放到地板上。

4 双肘放到身体两侧，脊柱完全延展。双臂向上举过头顶，掌心向上。保持30~60秒。双手放回到脚踝，头部和身体抬起来，以手肘支撑身体。呼气，坐起来，然后伸直双腿回到手杖式（见第14~15页）。

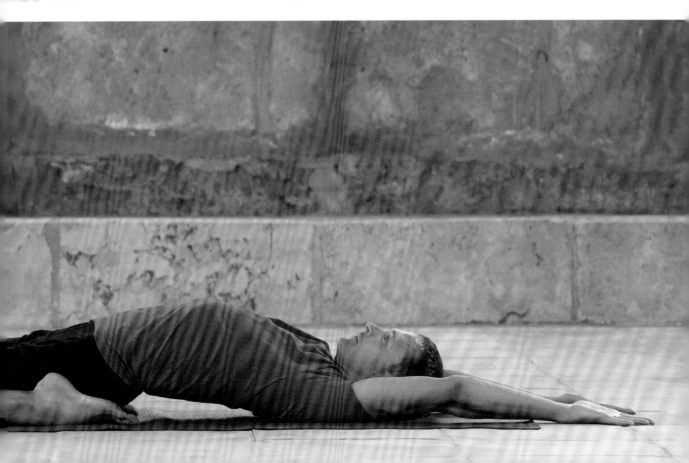

束角式 Baddha Konasana

"瑜伽体式帮助我们关注身体的薄弱环节。它们可以帮助我们活动关节，扩大动作的范围，将效率和敏锐度带进动作中，改正比赛中发生的错误。还可以使人总是保持身体健康，并处于压力最小的效率状态中。瑜伽体式还可以润滑关节，使动作和身体的动态维持在最佳水平。"

2 弯曲双膝，两脚底和两脚跟并拢。握住双脚靠近脚趾处，把两脚跟拉向会阴。两大腿向外拓宽，放低双膝朝向地板。十指相交，握住双脚，脊柱直立伸展，眼睛看向正前方。保持30~60秒。

1 以手杖式（见第14~15页）坐立。

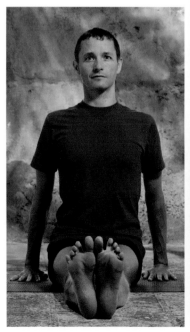

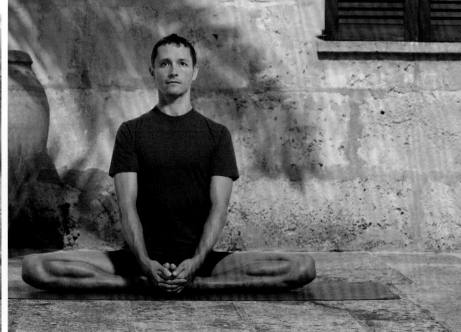

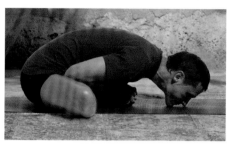

束角式（侧视图）

3 双肘放到两大腿上并向下压。呼气，向前弯曲身体，依次将头部、鼻子最后是下巴放到地板上。保持30~60秒。吸气，抬起躯干，以手杖式结束。

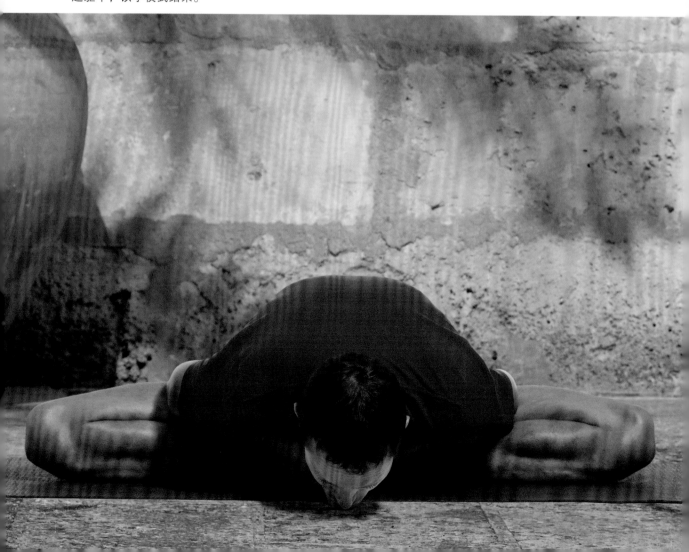

瑜伽和舞蹈

"瑜伽，作为所有艺术的根源，是对舞蹈的补充。练习瑜伽可以发展出敏锐的心、警醒的眼睛、比例协调的四肢、美好的体形以及动听的声音。它在移动、静止和反思中带来灵活、敏捷和优雅。"

瑜伽是一种个人体验的主观表达。舞蹈是一种表现方式，可以由经验丰富的瑜伽士通过艺术性地情感展示、姿势和举止表达出来。

瑜伽是一种行动。表面上它是静态的，但其实内在是动态的。而舞蹈始终是处于运动和动态中的。

瑜伽之美在于行动，而舞蹈之美在于运动。

瑜伽具有三种类型的运动——强烈的（tīvra）、中等的（madhyama）和柔和的（mṛdu）。在舞蹈中也有，它们是精力旺盛的（tāṇḍava）、柔和的、缓慢的（lāsya），伴随姿势、动作或表情（abhinaya），性情、感觉（bhāva）以及某种体验或者角色所盛行的感觉或审美感情（rasa）。

由于瑜伽有数不清的体式，因此在舞蹈中有karaṇa，它其实就是瑜伽的体式。

瑜伽指向无形而没有属性特征或特质（nirguṇabrahma），而舞蹈着眼于形态以及特性（saguṇabrahma）。

瑜伽是内化和舍弃之路（nivṛtti mārga），而舞蹈是进化之路和对所有造物的接纳（pravṛtti mārga）。无论怎样，业力、奉爱和智

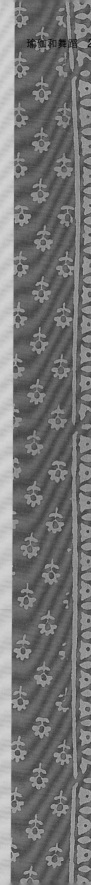

慧之路，美妙地融合在两种艺术之中。

对于瑜伽士，对待身体如灵魂之庙宇，并且将每一个移动都当作梵咒（mantra）或诵咒（japa）是非常重要的。每一次调整都具移动（artha）的意义，每一次体验都是感受（bhāvanā），在舞蹈中亦是如此。

瑜伽让人们发展出精妙的身体，带来欢笑的面庞、甜美的声音、明亮的眼睛、洁净的内心、坚实的双腿，而且让人保持健康。舞者需要所有这些，用嘴发出音乐、用双手传达意义、用眼睛传递情感、用双脚表达坚定和韵律。所以瑜伽为舞蹈提供了巨大的帮助。

瑜伽是在体式、呼吸控制法和冥想中通过位置、姿势和表现的一种自觉呈现。它是一种将身体、感觉、心和智性与自我融合了的内在经历和体验。舞蹈是一种想法、激情和行动的外在表达。欲望、愤怒、雄心、爱、骄傲和嫉妒这六种特性，在瑜伽中被认为是灵性智慧发展的敌人。瑜伽士通过友爱（maitri）、怜悯（karuṇā）、快乐（muditā）和淡然（upekṣā）控制并将它们升华。前面提到的六种特性在舞蹈中被认为是人类情感多样性表达所必不可少的。这六种基本情绪或情感（navarasa）被转换为情爱的（śtringāra）、有趣的（hāsya）、悲伤的（karuṇā）、英勇的（vīra）、狂暴的（raudra）、可怕的（bhayānaka）、惊人的（adbhuta）、背叛的（bibhatsa）以及平静的或冥想的（śānta）。瑜伽是一个人动态的内在体验，舞蹈以让人观看的外在形式模仿了瑜伽士内在的体验。

因此，瑜伽和舞蹈两者皆因不朽的灵魂而闪耀，并通过身体——这个所谓凡夫的皮囊，灵魂之庙宇以及神性意识的居所得以表达自我。

选自"瑜伽和舞蹈"，1982年11月，《八瓣瑜伽之花环》第8卷，第176~178页。

舞王式 Natarajasana

"这是巧合吗？瑜伽之神就是湿婆神——快乐的赐予者；舞之王也同样是湿婆神在舞蹈中的形态——舞蹈之王。同样地，难道又是一个巧合？帕坦伽利，这位瑜伽的上师，同时也是舞蹈的上师，在这两种艺术里都被认为是古儒吉。因此，作为瑜伽和舞蹈的学生，我们向舞王和帕坦伽利致敬，他们两位不仅赐予这些艺术（瑜伽和舞蹈）文化上的成长，同时又能够尽情享受精神生活的甘露。"

提示：因为这是高级体式，所以没有相应的体式指导。"即便练习像舞王式这样的高级体式，你必须能感受到内心与整个体式架构高度契合。我们每个人大约有700块肌肉、300个关节，所以每一部分之内在的，外在的和中间的各个部分都必须在舞王式中达到平衡状态，精确如山式或者其他体式。这些对我而言，是一种灵性的修习。"

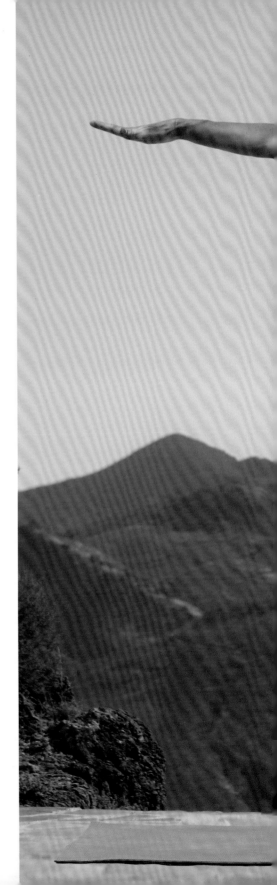

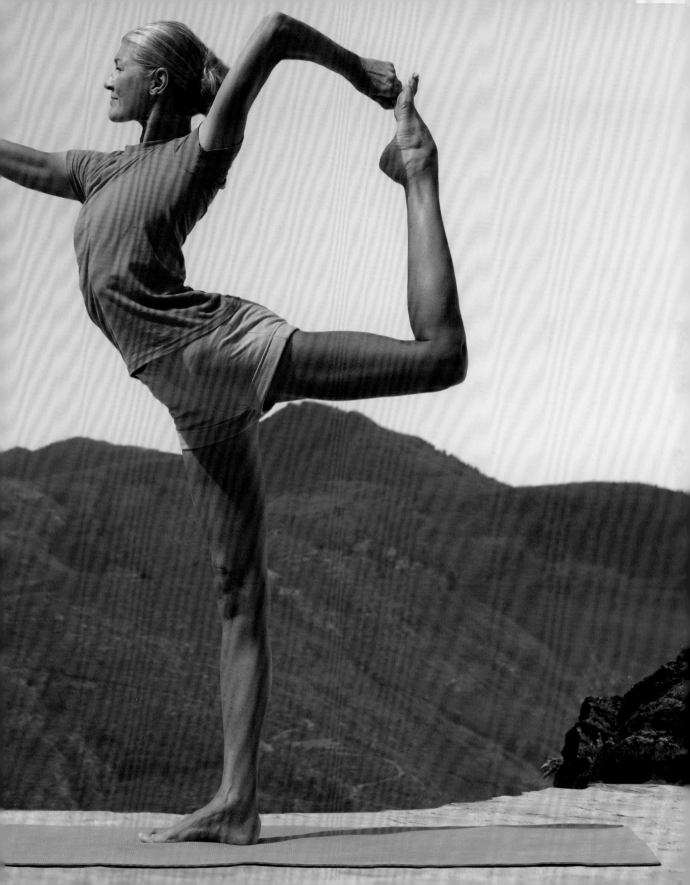

孩子们的瑜伽

"1937年，我曾作为开拓者将瑜伽介绍给学校和大学，而那时其他瑜伽士说瑜伽不能教给广大民众，那样做是错误的。现在，同样是那些人又想要把瑜伽介绍给学校和大学。我只能一笑罢了……"

孩子需要竞争，需要速度和变化，这是年轻人所要求的三个重要方面。如果你说慢慢地做瑜伽，孩子会觉得很无聊，以后就不会再来上课了。如果你让他们重复，他们会抱怨过于单调。在我的课堂里，我选择同样的体式，但我会变换不同的方法和不同的顺序，让他们感觉到挑战和快乐。

拜访过浦那的人们可以看到学院里有6到15岁的孩子也在练习瑜伽。我们每周只在周日有一节课，因为其他时候他们都要上学。于是对他们而言，周日成了一周当中唯一的节日，孩子们都跑来上课，从不缺席。我和每个人都说，看看这带给了他们多大的乐趣。我们和他们一起玩，有需要时我们也会训诫他们。我们作为老师也参与到竞争中。

比如，我可能会说，看看你们快还是我快。或者作为老师我会站在讲台上告诉他们，我觉得你们都很年轻，你们都会做得比我好。我模仿僵硬没法做体式的样子，让他们也这样做。第二次我说："嗨，你们都做得很好，我也要和你们比赛，看看我能不能做。"所以我会比他们做得好一点儿。我说，看我比你们做得好，你们能比

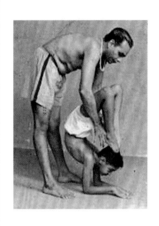

➔ ➔ ➔
古儒吉在鼓励他的儿子普拉尚特
做蝎子式（Vrschikasana）。

我做得更好吗？我用这样的方法使他们产生兴趣。这周日我
选择的内容下周日不会再重复。我常常做出改变以展示一个
新的体式变体。我每次都让他们用一个新的方法做相同的体
式。我采取不同的序列，从上到下，从下到上，从中间到末
尾跳跃着做，让他们乐此不疲。这不仅挑战他们的身体，而
且也有助于发展他们在运动中的速率、记忆、智力、协调和
同步性。如果你那样教课，我告诉你，孩子们将会极其享受
瑜伽。

> "孩子们想要知道一切。他们
> 能快速学习。他们同时具有单
> 向和广泛的注意力。我们应该
> 鼓励他们去发展这些能力。"

选自"会见B.K.S.艾扬格"，1984年5月伦敦访谈，1984年7～8月，《今日
瑜伽》（英国，现为《瑜伽和健康》）。

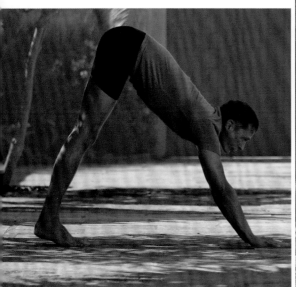

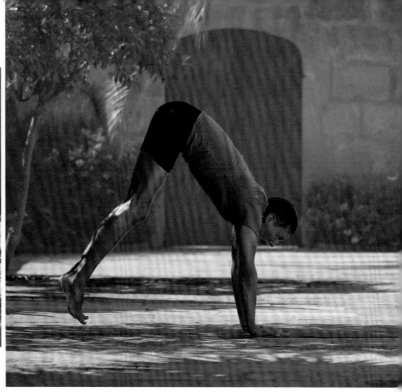

1 注意：这个体式不适合初学者。在你的垫子前90厘米处站直，然后两手掌放到垫子上。

2 呼气，双腿向上荡起，仿佛要进入到手倒立（见第212~213页）。

反转轮式 Viparita Chakrasana

"孩子们有旺盛的精力。他们的热情、勇气、柔韧和耐力使他们活泼好动。体式的不同变化对他们而言都是自然而然的。首先，让我们在体式中引导他们的能量，这样他们成年时就会用健康的方式来练习呼吸控制法。"

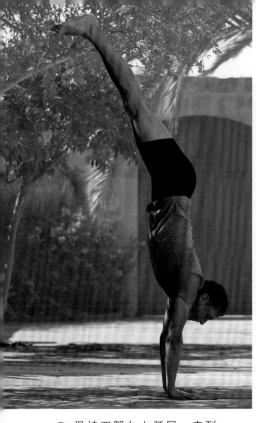

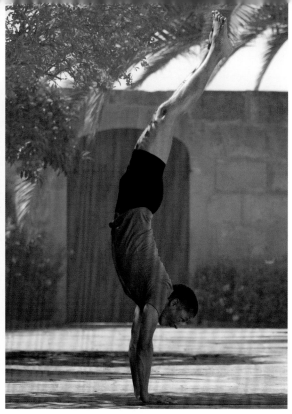

3 保持双腿向上延展，直到
与地面垂直。

4 开始弯曲双膝，当双腿往下在后面超过头部
时，后背弯成弓形。

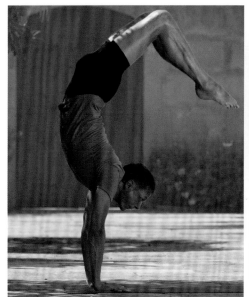

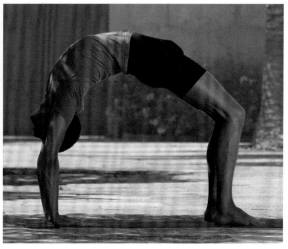

5 当你将双腿向下放时，收紧髋部，
延展后背向上，伸展双肋和腹部，
双肘伸直。如果做不到这些，你就会猛
地撞到地面上。

6 双脚着地，回到脸向上弓式（见第202~203
页）。在这个体式后，下来休息。当你能够
很熟练地从步骤1到步骤6，就跟老师学习相反
方向地将腿荡回，双腿向上带回，用一个后翻
回来。这就是反转轮式。

词汇表

A

abhyāsa 持续的，坚定的学习或练习

ahiṁsā 非暴力，制戒第一项

ākāśa tattva 空元素

ānandamaya kośa 喜乐层，自我的喜悦层，或真我

annamaya kośa 物质身体层，骨骼和肌肉组成的生理身体

aparigraha 不妄想，制戒第五项

āp tattva 水元素

āsana 体式，姿势，八分支瑜伽第三支

aṣṭāṅga 八分支瑜伽，通过练习瑜伽来自我实现的步骤

asteya 不偷盗，制戒第三项

ātman 真我

Āyurveda 《阿育吠陀》，"生命的知识"；古老的印度卫生健康系统

BC

bhakti yoga 奉爱瑜伽；爱或奉献之路

Brahma 梵；至高的存在，造物者Brahmacarya 节制，制戒第四项

buddhi 智性

cakra 气轮，脊柱里的七个能量中心

citta 意识；由内心，智性和自我构成

cognitive 认知的，通过观察运用知识来达成的行为

conative 意动的，外部或生理的活动；有关身体的外部或者解剖意义的身体

D

darśanas 印度哲学的六个流派

dhāraṇā 专注，意识全然地专注在一个点上或一个任务上；八分支法的第六支

dhātu 组成身体的七个元素

dhyāna 冥想，或不间断的专注之心流；八分支瑜伽第七支

doṣa 缺陷

GH

guru 古儒；导师，一位将一个知识体系亲自传授给学生的人

Gurujī 古儒吉，对导师的尊称

haṭha yoga 哈他瑜伽，坚定不移和纪律严明的瑜伽

Haṭhayoga Pradīpikā 《哈他瑜伽之光》，12世纪智者湿瓦玛罗摩的瑜伽著作

hiṁsā 暴力

Īśvara prāṇidhāna 对神的奉献；内制第五条

JKL

jāgrata 意识的觉醒状态

japa 重复的祈祷

jñāna yoga 智瑜伽（知识之路）

kāraṇa śarīra 因果体，种子身（三身之一）

karma 业

karma yoga 业瑜伽

kuṁbhaka 止息，呼吸的保持

kuṇḍalinī 蛇的能量

laya 反思

laya yoga 拉亚瑜伽，爱和融入到奉献的对象里的瑜伽

MN

madhyama nāḍī 脊髓，或是神经系统中心

manomaya kośa 心理层；心理层面上的身体和头脑，包括感觉

mantra yoga 曼陀罗瑜伽，诵念瑜伽（思考祈祷瑜伽）

merudaṇḍa 脊柱

niyama 内制，个人自律；八分支法第二支

P

pancakośa 身体的五大保护层，包括物质身体层（annamaya Kośa）、生理有机层（prāṇmaya Kośa）、心理层（manomaya Kośa）、智力层

（vijñānamaya Kośa）、喜乐层（ānandamaya Kośa）

Patañjali 瑜伽宝典编著者；瑜伽经作者；语法和医药文献的编著者

prajñā 意识，觉察

prakṛti 自然

prāṇa 生命之气，能量

prāṇmaya Kośa 生理有机层，生理的或有机的，主要器官组成的身体

prāṇśakti 生命力或生物能

prāṇāyāma 呼吸控制，八分支瑜伽第四支

pratyāhāra 制感，将感官纳入心的控制之下，八分支瑜伽第五支

pṛthvi tattva 土元素

pūraka 吸气

RS

rājasic 激性的；活跃的，有激情的；是rajas 或行为的品质

rāja yoga 王道瑜伽

recaka 呼气

sādhaka 探求者或有志向的人

sādhanā 练习或探索

samādhi 三摩地；当身体或感觉休息时，头脑和理性却是警觉的；八分支瑜伽第八支也是最后一支

samatvam 平静或平衡

Sāṃkhyā 数论派哲学；印度哲学六大流派之一，以二元论为基础

saṃskāra 过去的心理印象

santoṣa 满足，制感的第二条

sāttvic 纯净，美好，灿烂；sattva是guṇa，或美好或纯净的品质

satya 真理，制戒第二条

śauca 纯净，内制第一条

sthūla śarīra 粗钝体；粗糙的或外在的身体（三身之一）

sūkṣma śarīra 精微体（三身之一）

supta 仰卧

susupti 意识的睡觉状态

sūtra 经典（警句）

svādhyāya 自我研习，内制的第四条

svapna 意识的梦境状态

T

tāmasic 惰性和无知的；tamas是guṇa，或曰黑暗或无知的品质

tapas 苦行，热情或苦行，内制第三条

tapasvini 一个做大量瑜伽和虔诚苦行的女性

teja tattva 火元素

UV

Upaniṣads 《吠陀经》里探讨哲学的《奥义书》章节

vairāgya 不执着

vāyu tattva 风元素或气元素

Vedas 《吠陀经》，四部最古老的和最神圣的印度经文集之一

vedic 吠陀，与Vedas以及Vedas创立的时期有关

veenā 维纳，印度的弹奏弦乐器

vidyā 智力

vijñānamaya kośa 智力层，理性体或心理能力

vikṛti "渐曲线"，物质呈现的形状

Y

yama 制戒；社会规范；日常生活的道德戒律；八分支法第一条

yoga 瑜伽，对意识的控制

Yogāchārya 一位瑜伽上师和老师

yogāsādhanā 瑜伽修行

yogaśālā 瑜伽学校，指教授瑜伽的地方

Yoga Sūtras 《瑜伽经》，一部关于瑜伽的196条箴言集，由帕坦伽利所创立

体式索引

词汇索引

后记

在我内心一直有种深深的感动，关于艾扬格大师以及他向全世界所推广的艾扬格瑜伽。那个画面无比清晰："他就在那里，站在瑜伽世界的那一头。他笃定地告诉所有人，来我这里！"

关于这本书

《艾扬格瑜伽：精进习练指南》，是一本需要用心体会的瑜伽经典。它不同于前一本ABC地讲解，更像是一场同大师在瑜伽花园里的漫步。艾扬格大师讲瑜伽谈人生，同样是体式是习练却更富于体验与智慧性，所谓见诸文字的口耳相传，这些经验性的教授会让我们的练习更深入。比如讲挺尸式，分有支撑和无支撑两种，前者会讲学习从身体层面来打开胸廓，尤其是胸骨和肋骨。而身体层面的打开，同样带来心理层面的打开；后者会谈从这里开始训练自己学会臣服，学会如何面对我们最终放下所有执着和沉迷的那一刻，模仿死亡和寂静不动……谈到寂静时，又会特别讲述在这里的意识要专注在这个寂静的当下，而不要聚焦于如何约束自己。这些关键点的指出，一旦被练习经验到便能完全改变习练的品质，甚至带来更深的改变。因为这是实证的教学，艾扬格在书中写到的都是他亲身经历和验证过的。所以，你如果时常阅读会每每受益。

关于感谢

感谢北京磨铁图书公司总裁沈浩波先生和DK公司北京代表处首席郭志平先生，是他们直接促成了本书的出版，并给了我最多的信任与支持，让这本书慢慢地呈现。

感谢艾扬格学院的梵克·比瑞亚（Feaq Briria）老师、葛罗莉亚·戈尔德贝格（Gloria Goldberg）老师和鲍比·克雷尼尔（Bobby Clennell）老师，他们对于书中涉及艾扬格体系专业词汇悉心的澄清和解释帮助大家更好地理解，感谢《艾扬格瑜伽》杂志主编拉洁薇·H.梅塔老师（Ragvi H. Mehta）和鲍比老师热情地帮助我们联系封面图片及版权，感谢杰克·克雷尼尔（Jack Clennel）为我们提供如此精彩的艾扬格大师照片。感谢艾扬格学院对封面图片的肖像授权。

感谢诸多好友的大力支持。感谢田燕，喜欢她的坦诚以及专业的把关，她也是中国第一批获得艾扬格体系认证的老师之一；感谢潘雨，喜欢她文字里的舒展感。感谢陶澜一直陪伴我如同修行地看稿，感谢叶玉华的温暖与细致，并给我很多情感上的支持。感谢一如既往支持我的妹妹傅茜。

特别感谢金焰先生在本书翻译的关键阶段出手相助。他虽与瑜伽无关，却在生命的某个向度里追寻意义和精准。

感谢徐晶和王泽阳，感谢她们的专业与认真。

最后感谢自己的坚持与爱。

王冬

2014年5月

致谢

作者致谢

尽管我的古儒室利·Ｔ.克里希那玛查将我领入瑜伽之门,但我的修行能达到如此高峰,仍要归功于我的妻子Smt.拉玛玛尼。我满怀喜悦与祈愿地表达对DK出版公司的感激之情,正是它把我的作品与思想公之于众,让全世界的哲学爱好者和瑜伽习练者能够轻易地读到。

出版商致谢

DK出版公司在此感谢在浦那拉玛玛尼·艾扬格瑜伽学院的所有人,感谢他们的帮助和专业知识,特别是Abhijata Sridhar和Stephanie Quirk。DK还要感谢:摄像师John Freeman和他的助手Erin Eve;Judith Jones 和Judi Sweeting逐项监督每一步的序列照相并对每一个主题提出建议;模特Susie Brown和Mikey Hall;伦敦艾扬格学院的Maida Vale和Yogamatters(www.yogamatters.com)慷慨出借艾扬格瑜伽辅助工具;Martin Gelgyn在Cortijo,Karl Grant在La Pedra Redona的场地;Sue Lightfoot的索引,Peter Kirkham的校对;Tia Sarkar和Nita Patel在编辑上的帮助。

感谢拉玛玛尼·艾扬格瑜伽学院授权在书中第23、69、97、103、122、132、247页使用B.K.S.艾扬格的存档照片。

其他肖像@Dorling Kindersley

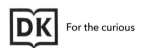

DK For the curious

项目编辑:苏珊娜·马里奥特 高级编辑:詹妮弗·莱瑟姆 高级美术编辑:苏珊·唐宁 设计:尼基·柯林斯,曼蒂·伊瑞,露丝·贺普,海伦·Mc·蒂尔 总编辑:潼恩·亨德森 总美编:克里斯汀·凯缇
艺术导演:彼得·卢夫 发行总监:玛丽–克莱尔·杰拉姆 DTP设计:索尼娅·沙博尼耶
制作编辑:本·马库斯 制片总监:爱丽丝·霍洛韦
摄影:约翰·弗里曼 中文版封面摄影:杰克·克雷尼尔

纪念 B.K.S.艾扬格大师

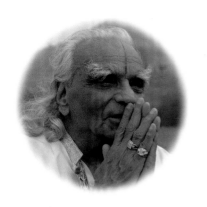

（1918年12月14日—2014年8月20日）

他走了，却留给人类真正的礼物。

你看到的每一个体式的示范都是在我毫不间断修行瑜伽35年后拍摄的。这不是简单随便的练习，而是每天长达10小时以上的习练。我的一生已经完全投入到瑜伽这项伟大的艺术中了。

根据27年来我在世界各地的教学经验和对瑜伽的全部理解，我努力通过这本书引导读者，包括教师和学生，掌握200种体式和呼吸控制之正确与安全的方法。

——B.K.S.艾扬格，《瑜伽之光》，1966年

他是第一位从20世纪50年代就离开印度前往西方传授瑜伽的瑜伽大师。在他之前，瑜伽在世界上大多数的人的印象中还只是在印度丛林和雪山里的神秘苦行。

——《纽约时报》

从50年前，艾扬格先生把瑜伽引入美国起，即刻在西方掀起一股巨大的瑜伽浪潮。他的多种创新已成为今日瑜伽之典范；重塑了人们关于正位（alignment，又译调整归位）的思维，并以解剖学的精准术语加以表述；他首开先河，运用辅助工具教学；他倡导在教学中尽量减少深奥的印度礼教，不至于牺牲瑜伽所探寻的身、心、灵的结合。然而，艾扬格最杰出的贡献之一，是把瑜伽作为疾病辅助治疗的手段。

他的这一发现为瑜伽治疗不同系列的疾患提供了有力依据。他的努力也让瑜伽在科学医药领域的可信度得到极大提升。

如果没有艾扬格的卓越贡献，尤其是他对每一个瑜伽体式细节精确细致而系统的要求、对瑜伽治疗的研究，以及他所培养的严格的瑜伽培训体系，我们现在的瑜伽世界将难以想象。

艾扬格将他全部的热情投注到生命之中，从体式到呼吸，从呼吸到生命。艾扬格瑜伽所传达的已经不再是简单的习练和自我之悟，它更多的是在提倡一种全然的生活态度，面对和承受生命中的所有磨难与喜悦，并与他人分享。

——美国《瑜伽》杂志

图书在版编目（CIP）数据

艾扬格瑜伽：精进习练指南 /（印）B.K.S.艾扬格
著；田燕，潘雨译. —北京：北京联合出版公司，
2016.8（2020.8重印）
ISBN 978-7-5502-8238-4

Ⅰ.①艾… Ⅱ.①B… ②田… ③潘… Ⅲ.①瑜伽—
基本知识 Ⅳ.①R247.4

中国版本图书馆CIP数据核字（2016）第167834号

著作权合同登记　图字：01-2016-5248号
Original Title：B.K.S.Iyengar Yoga Wisdom and Practice
Copyright © 2009 Dorling Kindersley Limited
All quotations and extracts text copyright © Allied Publishers Private Ltd.

艾扬格瑜伽：精进习练指南

作　　者：〔印〕B.K.S.艾扬格
译　　者：田　燕　潘　雨
责任编辑：昝亚会　夏应鹏

北京联合出版公司出版
（北京市西城区德外大街83号楼9层　　100088）
鸿博昊天科技有限公司印刷　新华书店经销
字数：60千字　　　880mm×980mm　1/16　　印张：16
2016年8月第1版　　　2020年8月第5次印刷
ISBN 978-7-5502-8238-4
定价：168.00元

出版商的特别声明
出版商以及作者本人均无义务向读者提供专业性的指导或服务。这本书中所包含的理念、
程序或建议并不可以取代你向医生作咨询。关于你的健康的所有内容需要医生的监护。作者本
人以及出版商均不因为本书的任何信息或建议所引起的损失或伤害承担任何法律责任。

保留一切权益。在没有得到版权所有者书面许可之前，不允许复制、以检索的形式保存、
以任何形式或途径传播此出版物，包括电子版、机械方式、复印、录制，等等。